La réflexion éthique en chirurgie et dans les pratiques interventionnelles innovantes

Éthique et pratique médicale

fondée par Richard Moreau

Collection dirigée par Roger Teyssou

La collection « Éthique et pratique médicale » est une tribune qui permet à tous les acteurs du monde de la santé, professionnels, enseignants, administrateurs, économistes et patients d'exposer leurs opinions, de décrire leur expérience et de proposer des solutions aux problèmes posés par une profession en pleine mutation, et ce en toute indépendance et en conformité avec la déontologie et les bonnes pratiques médicales.

Dernières parutions

Jacques RICHARD, *La médecine à ses frontières, La pratique médicale en question*, 2025.

Laurane GROS, *L'humanisation des soins infirmiers en réanimation. L'empathie des soignants et la résilience des patients*, 2025.

Ali RECHAM (dir.), *Le corps comme laboratoire,* 2025.

Pauline HAULTCOEUR, *Stop la prise de tête avec mon assiette ! Mon histoire à propos des Troubles du Comportement Alimentaire (TCA)*, 2025.

Jean-Michel PELLAT, *La matière et son éminence grise. Des expériences de mort imminente à l'énigme de la conscience*, 2024.

Roch MYLAN ETOU, *Honneurs à la mathématique, Regard épistémologique sur la mathématique*, 2024.

Pierre-Marie TEBEU, *Mes grands pas en gynécologie*, 2024.

Pierre-Marie TEBEU, *Mes grands pas en obstétrique*, 2024.

Sophie GUGLIELMONI, *Soutenir les mineurs isolés face au psychotraumatisme. Une éthique relationnelle à l'aide sociale à l'enfance,* 2024.

Marie-Caroline LAÏ, *Éthique, Intelligence Artificielle et santé. Pour la construction d'un cadre éthique opérationnel*, 2024.

Jacques JAUME et Nathalie RIVIÈRE, *L'Accompagnée*, 2024.

Éric BASEILHAC, *Mythologie du médicament*, 2024.

Mohamed Naceur KRIFI, *L'Homo-cobayeur. Expérimentations médicales* in*humaines*, 2024.

Olivier NKULU KABAMBA, *Le cancer et la sorcellerie. Narration d'un malentendu étiologique et clinique en médecine*, 2024.

Académie Nationale de Chirurgie

5-7, rue de l'École-Polytechnique, 75005 Paris
http://www.editions-harmattan.fr
ISBN : 978-2-336-52740-6
EAN : 9782336527406

Sous la direction de
Henry Coudane

La réflexion éthique en chirurgie et dans les pratiques interventionnelles innovantes

L'Harmattan

« Ne fais jamais aux autres
ce que tu ne voudrais pas que l'on fasse
à toi ou aux tiens... »

Liste des autrices et auteurs

- Albert-Claude BENHAMOU : Pr. Émérite, chirurgien des hôpitaux *(chirurgie vasculaire)*, membre *(T)* et ancien président de l'ANC.
- Henry COUDANE : PU-PH Émérite Chirurgien des Hôpitaux, membre *(T)* et Ancien Président de l'ANC, UR 4432 *(Université de Lorraine),* expert *(H)* agréé par la Cour de cassation, Co-président de la commission éthique et juridique de l'ANC, doyen honoraire.
- Jane Laure DANAN Docteure de l'Université de Lorraine membre (L) de l'ANC UR 4432de l'Université de Lorraine, membre de la commission éthique et juridique de l'ANC.
- Pierre DEVALLET Chirurgien Orthopédiste, expert près la cour d'Appel de Toulouse, Membre (T) de l'ANC, Membre de la commission éthique et juridique de l'ANC, membre du Conseil d'administration de l'organisme d'accréditation Orthorisq.
- Jean DUBOUSSET Pr Émérite, chirurgien des hôpitaux *(orthopédie pédiatrique)* membre *(T)* de l'ANC.
- Franck DUBRANA PU PH, Chirurgien des Hôpitaux, au CHU de Brest, Docteur en philosophie, médecin médiateur.
- Joël MORET-BAILLY Membre *(L)* de l'ANC, PU de droit privé et sciences criminelles à l'université de Lyon *(Saint-Étienne)* CERCRID UMR-CNRS 5137 Déontologue au CNRS.
- Olivier JARDÉ *(PU PH)* membre *(T)*, et Président *(2024)* de l'ANC, expert agréé par la Cour de cassation, Chirurgien des hôpitaux, Co-président de la commission éthique et juridique de l'ANC.
- Hubert JOHANET chirurgien Digestif, Membre *(T)* et secrétaire perpétuel de l'ANC.

- Rémi KOHLER Professeur émérite à l'Université Claude Bernard Lyon, chirurgien des hôpitaux *(orthopédie pédiatrique).*
- Alain C MASQUELET, PU-PH membre *(T)* de l'ANC, Chirurgien des Hôpitaux à l'Hôpital Saint Antoine, APHP, Université Paris VI.
- Carole MATHELIN PU PH *(Gynécologie obstétrique)* Membre *(T)* et Vice-présidente *(2024)* de l'ANC, Université de Strasbourg,
- Laurent SEDEL Membre *(T)* de l'ANC, PU Émérite ancien chef de service d'orthopédie à l'hôpital Lariboisière *(Paris).*

Les auteurs et autrices remercient Mme Jennifer BOSI, Biats cadre B à L'université de Lorraine et Mme Anne-Marie Henriot pour la relecture et la mise en page.

Abréviations :
L : libre
T : titulaire
ANC : Académie Nationale de Chirurgie
PU : Professeur des Universités

Prologue : la mort de Fanny

Rivesaltes 3 juillet 1943

La tramontane ne venait pas rafraîchir la chaleur oppressante qui pesait sur toute la Salanque. Fanny avait rejoint la maison du Barcarès qui donnait sur la plage qu'on apercevait de la terrasse : les barques catalanes étaient soigneusement alignées sur le sable en amont de la grève où venaient s'éteindre dans une frisure blanche les vaguelettes de la méditerranée.

A cette heure matinale les rues étaient désertes sous une torpeur étouffante : pas un seul nuage au-dessus des Corbières ne venait masquer un ciel totalement bleu et seuls les tintinnabulements des cloches de l'église interrompaient le silence qui pesait sur le village.

Fanny, qui était institutrice à l'école maternelle de Rivesaltes, venait d'arriver à la villa la Vague pour y prendre ses quartiers pour la saison estivale : elle avait débarrassé la terrasse qui surplombait le boulevard, des déchets qui s'était accumulés pendant les tempêtes d'hiver ; elle avait réamorcé la pompe où s'écoulait une eau fraîche ; elle attendait ses deux jeunes sœurs Louise et Cécile que le « mate boure[1] » devait déposer à la gare du Barcarès, terminus de cette ligne qui serpentait dans la Salanque ; plus au nord, il n' y avait que de vastes étendues de sable coupées par les « agouilles[2] » qui servaient de déversoirs à l'Étang de Salses et qui ne communiquaient avec la mer qu'au cours des tempêtes d' hivers.

---

[1] « mate boure » en Catalan : qui tue les ânes.

[2] « agouille » en catalan fait référence à un passage laissant s'écouler de l'eau, en général d'un étang à un ruisseau.

L'autre village, Leucate, à plus de 10 kilomètres de cette mer de sable était inaccessible car aucune route ne permettait son accès par le littoral : en bonne catalane Fanny savait que Leucate c'était chez « les gabatch[3] », où le catalan n'était plus parlé.

Une fois la villa nettoyée, elle reprit le « mate boure » pour rejoindre sa mère Marie à Rivesaltes dans la vaste maison familiale du 24 boulevard Arago : à 17h le Docteur Delaportès devait procéder à la vaccination contre la typhoïde de son fils Henri âgé de 16 mois. Le docteur Delaportès était le médecin de famille et jouissait d'une réputation immense dans tout Rivesaltes car il était catalan et « babou[4] ». Il arriva vers 18 heures et procéda à la vaccination en murmurant : « És un nadó preciós, no arrisca res[5] » .

Il n'avait pas encore quitté la maison, qu'Henri présenta des tremblements généralisés, une pâleur de tout le corps et Marie s'écria « Aquest nen s'est morint[6] ».

Le Docteur Delaportès emmena aussitôt l'enfant dans sa voiture et l'accompagna à l'hôpital de Perpignan où les médecins constatèrent son décès.

Rivesaltes le 16 juillet 1952

Fanny T. avait rejoint la maison du boulevard Joffre à Rivesaltes ; elle n'était presque plus consciente et sa prise en charge à l'hôpital de Perpignan avait confirmé le

---

[3] « gabatch » en Catalan : terme péjoratif pour désigner les étrangers.

[4] « babou » en Catalan : le babou est un monstre mythique qui se réfugiait dans l'Agly et enlevait les jeunes Rivesaltaises pour les dévorer, par dérision les catalans nés à Rivesaltes étaient nommés des babous.

[5] « És un nadó preciós, no arrisca res » en Catalan : c'est un beau bébé il ne risque rien.

[6] « Aquest nen s'est morint » en Catalan : cet enfant est en train de mourir.

diagnostic de tuberculose avec méningite cérébro-spinale. Elle présentait des troubles digestifs depuis quelques mois qui avaient imposé une laparotomie. Le chirurgien avait expliqué qu'il avait fait « ce qu'il fallait » et qu'elle devait désormais prendre un nouveau médicament qui venait des Etats-Unis.

La streptomycine avait entraînée, chez Fanny une surdité et une quasi-cécité. Dans la salle qui donnait sur le boulevard Arago, sa mère Marie avait laissé la grande fenêtre ouverte ; Fanny ne ressentait que la torpeur qui pesait sur toute la Catalogne et le courant d'air qui soufflait doucement, la tramontane étant trop légère pour apporter un peu de fraîcheur en ce début d'été 1952.

Fanny, de son lit, pouvait à peine deviner le passage des voisines à travers la moustiquaire qui contribuait à donner une fraîche pénombre dans cette vaste pièce ; elle n'entendait plus les caquètements des poules dans la cour située à l'arrière du bâtiment ; elle ne sentait plus l'odeur douçâtre des grappes de muscat qui séchaient dans la cuisine et n'entendit probablement pas la sage-femme qui venait lui faire une injection de morphine.

« Fanny, és la llevadora : el teu Jacques està bé, et faré injecciói no tindràs més dolor : aviat es farà la collita[7]».

Alors Fanny revit dans son semi-coma la naissance de Jacques en 1946. Elle revoyait aussi son père qui avait revêtu son costume du dimanche pour rencontrer Monsieur Delagardes pour lui proposer la vente de la parcelle de Mon Pin car il fallait régler les honoraires des médicaments. Mon Pin c'était le souvenir des vendanges du muscat ou Fanny

---

[7] « Fanny, és la llevadora : el teu Jacques està bé, et faré injecció i no tindràs més dolor : aviat es farà la collita» en Catalan : Fanny, c'est la sage-femme : ton petit Jacques va bien, je vais te faire une piqûre et tu n'auras plus mal, la vendange va avoir lieu.

faisait office de « mousseigne[8] ». Monsieur Dellagarde avait été très courtois, et avait proposé à son père un prix bien supérieur à celui qu'il espérait et lui avait susurré à l'oreille en topant « és per al teu nét, Jacques i la teva nora Fanny[9]». Mais cela n'avait pas suffi et c'est le beau-frère de Fanny, Hubert, que Louise avait connu à l'école normale d'instituteurs de Toulouse, qui avait dû payer les suppléments d'honoraires de l'intervention chirurgicale réalisée à l'Hôpital de Perpignan : Louise et Hubert avaient intégrés l'un et l'autre l'École Normale Supérieure : Hubert était agrégé de Chimie et Louise agrégée de Castillan (Espagnol). Les sœurs S. étaient montrées en exemple par tous les Rivesaltais. Elles avaient toutes les trois obtenu le certificat d'études et étaient les premières du canton. L'instituteur avait alors demandé qu'elles puissent rejoindre l'école normale d'instituteurs à Toulouse où Louise avait pu préparer puis intégrer l'école normale supérieure.

Le chirurgien avait expliqué qu'il fallait opérer car la maladie avait touché l'intestin mais que « cela allait coûter cher » : il fallait aussi aller à Paris pour récupérer les médicaments. Hubert pour son premier poste était, avec Louise dans un lycée à Creil et avait rencontré un grand patron à Paris qui avait simplement confirmé que la seule solution était l'opération mais qu'il faudrait payer les médicaments qui « venaient des États-Unis ».

Hubert se souvenait que toute sa paye de jeune agrégé n'avait pas suffi à régler les honoraires. Il se souvenait aussi de la morgue de ce patron parisien qui l'avait reçu et lui avait dit qu'un ancien élève de Normale Supérieure se devait d'aider sa belle-sœur.

---

[8]« mousseigne » en catalan : la responsable de la vendange sur plusieurs rangées de vignes, par dérision la mousseigne désigne une catalane dominatrice au caractère bien trempé.

[9] « és per al teu nét, Jacques i la teva nora Fanny » en Catalan : je le fais pour ton petit fils Jacques et ta belle fille Fanny.

La *Llevadora* réalisa l'injection et Fanny pu s'éteindre doucement le 16 juillet 1952 ; elle avait 32 ans.

L'éthique en chirurgie : définitions et champs d'application

Pierre DEVALLET et Henry COUDANE

Avertissement : Le chirurgien qui veut bien s'intéresser à l'éthique doit faire l'effort de rentrer dans un monde qui possède des règles, une sémantique, des modes de pensée et de raisonnement qui lui sont à priori étrangers… Il doit quitter l'esprit de géométrie pour rentrer dans l'esprit de finesse…

1. Définitions

L'éthique (du grec *ethos* « *caractère, coutume, mœurs* ») est une discipline philosophique portant sur les jugements de valeur.

L'éthique est une réflexion fondamentale sur laquelle la morale peut établir des normes limitatives.

La formulation de l'éthique se caractérise par des énoncés normatifs ou évaluatifs parmi lesquels on trouve des impératifs catégoriques.

La démarche éthique se distingue donc de la démarche scientifique qui se base sur des jugements de fait.

Pour des philosophes tel que Aristote et Kant, l'éthique a pour but de définir ce qui « doit être ».

L'éthique participe ainsi à la philosophie morale de la **vertu dans l'action**.

2. Morale et éthique

Le terme « morale » vient du latin *mores* (pluriel de *mos)* qui signifie *mœurs*, manière d'agir, vie, habitude. La morale est un ensemble de principes de jugement, de règles de conduite relatives au bien et au mal, de devoirs, de valeurs, parfois érigés en doctrine, qu'une société se donne et qui peuvent (ou pas) s'imposer à l'individu ou à une collectivité. La morale revêt des aspects différents selon la culture, les croyances, les conditions de vie et les besoins de la société.

Les termes « *éthique* » et « *morale* » ont des sens proches mais ne sont pas superposables. Schématiquement on peut distinguer deux grandes conceptions de la morale :

- La morale dite « *objectiviste* ». : les lois morales ne dépendent pas de l'homme mais des lois de la nature, de "commandements divins" ou des lois de la raison. Elles ont un caractère universel, éternel, absolu, normatif. Elles ne peuvent être ni changées, ni supprimées.

- La morale dite « *relativiste* » : Les valeurs morales ont une origine humaine.et sont définies par la société ou par l'individu ; elles varient d'une société à une autre. Le relativisme moral est une doctrine philosophique qui prétend que la véracité ou la fausseté d'un jugement moral est impossible à établir objectivement. Ses partisans affirment qu'il n'y a pas de vérité morale et que tout énoncé sur ce qui est bien ou mal relève de la subjectivité. La morale ne serait qu'une affaire d'opinion, et tout jugement moral serait exclusivement tributaire de la culture ou de la société dont il est issu. Le sophiste Protagoras est resté célèbre pour son agnosticisme avoué et un certain relativisme « *L'homme est la mesure de toute chose* ». Socrate et Platon se sont élevés ultérieurement contre cette philosophie relativiste pour défendre les droits de l'objectivité. »

La **morale** réfère à un ensemble de valeurs et de principes qui permettent de différencier le bien du mal, le juste de l'injuste, l'acceptable de l'inacceptable, et auxquels il faudrait se conformer.

La **philosophie morale** aborde, avec la seule autorité de la raison, la question de la **finalité de l'action humaine** et cherche à éclairer les choix pratiques et en particulier la prise de décision qui peut se résumer en 3 questions :

Que dois-je faire ? Qu'aurais-je dû faire ? Y a-t-il des limites à mes actions ?

Les **philosophes** divisent la morale en trois domaines dont les limites ne sont pas toujours parfaitement fixées : la **Méta-éthique** , entendue comme la recherche des origines et du sens de nos concepts moraux , la **Morale ou éthique normative**, qui concerne les critères de nos comportements (habitudes, devoirs, conséquences de nos actes) et la **Morale ou éthique appliquée**, qui étudie les applications des deux premières à des problèmes spécifiques et controversés (par exemple, avortement, environnement, droits des animaux, etc.).Pour certains penseurs, « morale » et «éthique » ont la même signification : le premier provient d'un mot latin *(« mores »)* et le second d'un mot grec *(« éthos »)* qui, tous les deux, signifient « mœurs ».

3. La réflexion éthique

L'**éthique** n'est pas un ensemble de valeurs et de principes en particulier. Il s'agit d'**une réflexion argumentée en vue du bien agir**. Elle propose de s'interroger sur les valeurs morales et les principes moraux qui devraient orienter nos actions, dans différentes situations, dans le but d'agir conformément à ceux-ci. La réflexion éthique peut s'engager à différents niveaux, certains plus fondamentaux et d'autres plus pratiques… En 1751, David Hume démontrait qu'il est impossible d'inférer une conclusion normative à partir d'un ensemble de prémisses descriptives (loi de Hume). Face à ce constat logique, le raisonnement éthique doit donc nécessairement puiser ses prémisses normatifs, soit dans le registre de la théologie morale, soit dans les théories spéculatives issues de l'anthropologie philosophique. Toutefois nos sociétés modernes restent caractérisées par un mélange de religions et de cultures, voire de coutumes. Aussi la recherche d'un fondement absolu partagé par tous est devenue impossible. Pour cette raison, la pratique de l'éthique contemporaine se concentre aujourd'hui sur la quête de cohérences normatives établies sur base de discussions argumentées et non dogmatiques, une pratique déjà observée au sein de la tradition Socratique.

Évolution récente du concept éthique en médecine

Au milieu du XXe siècle, après la deuxième guerre mondiale, l'éthique a fait irruption sous sa forme « moderne » sur la scène politique et sociale et directement dans le domaine médical, après la découverte des horreurs perpétrées par les médecins nazis dans les camps de concentration. Rapidement, après la punition cathartique de certains acteurs au procès de Nuremberg, est venu le temps de la réflexion sur le pouvoir médical, et d'un renouveau du débat sur la définition de l'être humain, dans une vision plus kantienne de l'Homme, considéré comme une fin et non pas seulement comme un moyen « *utile* ».

Le Docteur Julius Hallervorden (décédé en 1965) a analysé plus de 700 cerveaux humains provenant d'enfants et d'adultes euthanasiés dans le cadre d'un « *programme scientifique* » dénommé AktionT4. Ce médecin a argué pour sa défense qu'il n'avait jamais commandité d'assassinat et qu'il aurait été regrettable de gaspiller un matériel *« si épatant »*. Ainsi au milieu du XXe siècle, une activité médicale de recherche a été conduite par des médecins qui avaient pu et su être des bourreaux tortionnaires, et qui ont argumenté pour leur défense, la « *raison scientifique* ». Hallervorden a effectué à partir de cette « *collection* » de cerveaux de nombreuses publications scientifiques et a laissé son nom (ultime consécration) à une maladie neurodégénérative : la maladie de Hallervorden-Spatz. Enfin la « *collection Hallervorden* » a été conservée par le célèbre Institut Max-Planck qui n'a donné que récemment l'autorisation de recherche de l'identité des 700 victimes de la collection Hallervorden. Cet exemple contient tous les ingrédients d'un «programme de recherche» qui vise à nier la nature « *sacrée* » ou du moins inviolable de l'être humain « *universel* » pour en faire un objet d'études : promulgation sous le régime nazi en Allemagne, des lois sur la stérilisation des personnes atteintes d' affections héréditaires en 1933, du décret autorisant la *« mort miséricordieuse »* en juillet 1939, et enfin la création spécifique de 6 chambres à gaz destinées au programme Aktion T4 en janvier 1940.

La découverte de ces actes de barbarie a permis la définition de normes internationales sociales, de règles, d'interdits concernant les « *droits de l'homme* » qu'on croyait pourtant déjà intégrés dans la conscience humaine au moins occidentale. Ainsi le « *Code de Nuremberg* » contient dix critères faisant partie du jugement du procès des médecins de Nuremberg (décembre 1946-août 1947) qui définissent les conditions que doivent satisfaire les expérimentations pratiquées sur l' être humain Ce code de Nuremberg n'est évidemment pas le point de départ de la réflexion éthique en médecine : c'est toutefois le premier texte à visée universelle, bien que le tribunal de Nuremberg n'ait pas été un tribunal international mais un tribunal américain qui agissait pour le compte des forces alliées. L'accusation de « *meurtres, tortures et atrocités* » aurait pu suffire à faire condamner les accusés. Cependant le

Tribunal a voulu aller plus loin, en condamnant ces pratiques exécutées *« au nom de la science médicale »*, c'est-à-dire en posant le problème universel de l'éthique et de l'expérimentation humaine. Sont apparus, ultérieurement, les Codes Éthiques, les notions de « *dignité humaine* », « *d'autonomie* », et de liberté individuelle reprises dans les codes d'Helsinki (1964), de Tokyo (1975) et par l'Association Médicale Mondiale (Fortaleza, Brésil 2016).

4. Éthique de soins et pertinence des actes

4.1. La notion de pertinence des soins

4.1.1. Pour la HAS :

« Un soin est qualifié de pertinent lorsqu'il est dispensé en adéquation avec les besoins du patient, conformément aux données actuelles de la science, aux recommandations de la haute autorité de santé (HAS) et des sociétés savantes, nationales et internationales.

La pertinence des soins est une notion évolutive car un soin pertinent hier peut ne plus l'être aujourd'hui du fait de l'évolution des connaissances, des techniques et de l'organisation des soins.

- *La pertinence des prescriptions : médicamenteuses, examens de biologie,*
- *La pertinence des actes : prise en charge médicale, chirurgicale,*
- *La pertinence des prestations : modalités d'hospitalisation, parcours de soins.*

La pertinence des soins doit permettre d'améliorer les pratiques professionnelles afin de développer la qualité des soins ainsi que d'améliorer l'efficience de la prise en charge pour éviter des traitements inadéquats et donc des risques pour les patients et des dépenses inutiles pour la collectivité. L'objectif porte donc sur la ***réduction des variations de pratiques médicales.*** *Pour ce faire, un atlas des variations de pratiques médicales, premier du genre en France, est disponible. Objectif : illustrer les écarts de pratiques chirurgicales existants entre les départements et s'interroger leurs causes afin de les réduire. »*

La « *pertinence des soins* » relève donc de l'évaluation des comportements des soignants dans leurs ***actions*** réduites à des prescriptions, ou des actes techniques. Si la « *pertinence des actes* » n'est formellement qu'une composante de la pertinence des soins, elle est bien sûr essentielle pour les chirurgiens. *« Le plus difficile est de s'appuyer in fine sur des éléments décisionnels subjectifs (cf. : les indications de cholécystectomie et de la libération de canal carpien). Cela dépend de l'opposition entre une synthèse globale d'un grand nombre de données et la complexité unique d'un individu malade : un mort sur 100 interventions, c'est une bonne statistique, mais pour l'individu concerné, c'est un échec absolu ».*

4.1.2. Pour l'Académie de Médecine :

La *pertinence des soins* relève de critères un peu différents (rapport août 2013) :

- *« La pertinence est « la qualité de ce qui est approprié à son objet »*
- *« L'objectif final est d'améliorer l'état de santé du malade et de limiter les risques et les contraintes »*
- *« L'acte médical pertinent est celui qui convient au malade à un moment donné, c'est le plus adapté et le plus efficace »*
- *« La stratégie médicale pertinente doit tenir compte*

des disponibilités des ressources de santé, dans un esprit d'efficience ».

- *« En outre, aucune étude, si méticuleuse soit- elle, ne peut permettre de formuler une recommandation universelle »*

On voit déjà se dessiner l'ambiguïté entre intérêt collectif et demande individuelle et surtout entre pertinence statistique universelle *« à la moyenne »* (dont un exemple est la lutte menée par la HAS pour réduire les variations de pratiques médicales »), et l'évaluation ciblée des besoins.

4.2. L'éthique de soins

Les « *espaces éthiques* », « *commissions éthiques* » etc., qui se sont multipliés dans les structures de soins, et où se discutent les cas problématiques qui n'ont pas trouvé de solution normée ou réglementaire qui s'imposerait « sans état d'âme », n'interviennent que dans la phase de délibération en amont de la **décision**, qui reste à la charge du seul médecin responsable du patient.

C'est bien dans l'ultime « *dialogue des consciences* » qu'intervient, le plus souvent inconsciemment, mais parfois de façon plus ouvertement délibérative, le questionnement éthique.

Celui-ci concerne d'ailleurs tous les types de soignants, médecins ou non médecins, car le « *soin* » relève toujours d'une **relation humaine** (que dans notre société en pleine restructuration, des technocrates veulent réduire à des algorithmes et à des procédures)et pas exclusivement d'une technologie appliquée Cette relation s'établit entre deux personnes dotées chacune d'une dignité humaine considérée – depuis peu - comme « universelle », altérée chez le patient par la souffrance physique et morale de la maladie ou de la blessure, mais aussi chez le soignant : c'est pour celui-ci la perte d'estime de soi qu'entraine l'introduction des règles de l'économie de marché, qui va le cantonner à un agent de production, dont les émotions et l'empathie bienveillantes, recherchées par le patient, sont considérées comme des qualités non efficientes génératrices d'une perte de temps en terme de productivité.

Le chirurgien, jusqu'à notre époque, avait gardé un « privilège », un droit, qui faisait en grande partie sa singularité au sein de la communauté des soignants : celui de la « transgression » des normes. Il lui était reconnu la capacité d'agir en dehors des règles de vie commune, pour l'intérêt supérieur du patient. La chirurgie est l'exemple type de cette transgression permanente autorisée, mais qui ne peut être « ordonnée » par quiconque : tout acte chirurgical est une atteinte à l'intégrité physique d'une personne, qui, en dehors du cadre professionnel, relèverait d'une sanction pénale. Mais cette transgression, pour rester « non punissable », doit toujours être justifiée, au cas par cas, et relève de la responsabilité personnelle de chaque médecin. Les débats médiatisés sur certains cas particuliers concernant la fin de la vie, ne doivent pas faire oublier que les pratiques quotidiennes des chirurgiens sont en permanence imbibées et traversées par le questionnement éthique.

La notion de « pertinence des soins », est venue perturber nos conditions d'exercice professionnel au quotidien : si le souci d'économie de moyens, et le service du bien commun, ont toujours été des devoirs déontologiques qui s'imposent au médecin, jamais jusqu'à ces derniers temps, le comportement d'un médecin, même en secteur libéral, ses choix techniques et de prescriptions, n'avaient été soumis de façon aussi réglementée à des directives d'action qui relèvent, non de la recherche du meilleur soin pour chaque patient en fonction de ses besoins et attentes, et du respect de sa dignité dans sa libre décision, mais d'une gouvernance de conduite désormais basée sur la stricte économie financière, ce qui est l'antithèse de la ***médecine de la personne.*** *Le* respect d'une éthique des soins et la recherche d'une pertinence des actes vont donc demander des ajustements sémantiques et réglementaires dans le respect des devoirs des médecins vis à vis de chacun leur patient (éthique ***déontologique***), mais aussi de la nécessité d'éviter les actes « inutiles », redondants, dangereux parfois.

Le point le plus litigieux reste incontestablement encore la définition statistique de la pertinence d'une activité médicale ou chirurgicale d'un acte particulier au regard de sa fréquence moyenne dans un territoire géographique donné. L'application d'algorithmes issus des lois des grands nombres et portant sur des métadonnées est un bouleversement complet du paradigme médical qui est ***d'abord*** un soin à la personne, et ***ensuite*** une participation au maintien de la santé d'une population...Il n'y a pas de directives « éthiques » en matière de soin, même de prévention collective.... Il paraît indispensable que, chaque chirurgien puisse, pour chacun de ses actes, justifier de son respect d'un comportement éthique vis à vis de son patient. Ainsi le *« manquement au devoir d'information »* est depuis 2012, et en dehors de toute « perte de chances d'avoir pu renoncer à une intervention », considéré par la Justice française comme un *« manquement aux devoirs d'humanité »*, version juridique du respect de la dignité humaine. De même pour pouvoir justifier de la non-application (assimilée à une transgression) d'une règle administrative de « pertinence des soins », ou d'une recommandation de la HAS (assimilée à une justification officielle « scientifique »), la **traçabilité** des critères de choix du chirurgien - par exemple chirurgie ambulatoire ou pas - sera fondamentale.

Ainsi, « pertinence des actes » et « éthique des soins » vont devoir faire un mariage de raison, non seulement dans l'intérêt de chaque patient, et dans le respect de la personne unique qu'il représente, mais aussi dans le souci, pour chaque chirurgien, d'intégrer la notion d'une économie de moyens, dans le concept de « bien commun, qui a un coût sinon un prix ».

Un dilemme souvent difficile que KANT avait déjà théorisé dans les « Fondements de la métaphysique des mœurs » en 1785 : ***« Dans le règne des fins tout a un prix ou une dignité. Ce qui a un prix peut-être aussi bien remplacé par quelque chose d'autre à titre d'équivalent ; au contraire, ce qui est supérieur à tout prix, ce qui par suite n'admet pas d'équivalent, c'est ce qui a une dignité ».***

5. Existe-t-il une éthique chirurgicale spécifique ?

La chirurgie, en tant que spécialité médicale, est plus encore que la plupart des activités de soins, concernée par la philosophie morale, aussi bien dans ses aspects téléologiques, finalistes, que déontologiques. En effet, quelle autre « excuse » valable que la finalité de soins, de guérison ou de soulagement de souffrances pourrait justifier les blessures volontaires occasionnées au corps humain par un autre homme ?

De chirurgien à bourreau, de chirurgien à tortionnaire sadique, de chirurgien à trafiquant d'organes, d'un acte chirurgical à une agression avec coups et blessures pénalement condamnables, il n'y a que l'épaisseur de la ligne de démarcation que représente l'intention, la finalité de l'acte… bref c'est le *comportement éthique.*

Mais il y a aussi une éthique des moyens, une éthique déontologique, héritière de l'école

Hippocratique avec son principe de prévention des risques qui n'a pas été inventé au XXe siècle : « *primum non nocere, deinde curare » (*« d'abord ne pas nuire, et ensuite seulement soigner »). La chirurgie est *action*, l'action est décision et, dans sa pratique, le chirurgien orthopédiste, comme tout professionnel responsable de ses actes, est concerné par une réflexion morale sur ses choix décisionnels. Tant que l'exercice chirurgical relèvera de la médecine de soins, il devra prendre en compte cette « visée éthique » décrite par Paul RICOEUR.

Peut-on accepter que l'acte opératoire soit totalement dichotomisé de la démarche décisionnelle (porter une indication opératoire) ? Cette conception binaire, pas forcément utopique, pourrait aboutir à un paradigme où l'acte serait effectué par une machine (un robot) et la décision opératoire par un médecin. *« La science est en train de libérer le praticien des actes techniques et administratifs au profit de son vrai rôle de conseiller et de confident, lié à l'expérience intime des malades qu'il accompagne. Tel est l'avenir de mon métier, art de la relation interpersonnelle avant tout ».* (Guy Vallancien, urologue, Directeur de l'Ecole Européenne de Chirurgie).

L'acte chirurgical serait confié à un programme informatique sophistiqué élaboré avec l'intelligence artificielle, commandant un robot, et la décision à celle d'un médecin qui n'opère plus lui-même… Cette conception binaire peut être vue comme le fantasme futuriste d'un chirurgien fasciné par la technologie numérique : les mains ne peuvent-elles pas être remplacées par des outils beaucoup plus performants ?

Cette idée est déjà présente, et préside, consciemment ou pas, à des pratiques professionnelles déjà existantes, parfois incluses dans des processus décisionnels parfaitement encadrés par des procédures relayées par des textes repris l'administration (en France la HAS). Ainsi en cancérologie, l'indication opératoire est portée- de façon obligatoire - par une équipe à la suite d'une réunion pluridisciplinaire, à laquelle participe certes un chirurgien, mais qui ne connaît pas obligatoirement le patient, n'est pas sensé l'avoir interrogé ou examiné et qui n'est pas non plus nécessairement l'opérateur qui réalisera l'acte. (G. VALLANCIEN : Une médecine sans médecins Ed Gallimard 2015).

Enfin la décision opératoire peut se résoudre à une concordance de données personnelles du patient, « objectives », numérisées, mixées au sein d'un algorithme décisionnel parfaitement gérable par un ordinateur : *« L'ordinateur, en orientant la décision au sein des différentes options pour un malade précis, remplacera pour une bonne part le médecin tel que nous le connaissons aujourd'hui. »* (G. VALLANCIEN).

C'est aussi le fantasme à la mode de « l'équipe », sensée, par son travail collectif, éviter les erreurs individuelles et les *« mauvais choix »* du chirurgien. La décision collective n'est certainement pas une garantie d'évitement des erreurs, et des décisions absurdes, pourtant prises après « concertation », ont déjà produit des catastrophes mortelles, en particulier, mais pas seulement, dans l'aviation ou la conquête spatiale. En orthopédie, qui n'est pas encore soumise légalement à ces consultations collectives préalables, certains chirurgiens « de la hanche », ou « du genou » vont exécuter la mission qui leur est confiée par un « correspondant », rhumatologue ou médecin traitant, à savoir la pose d'une prothèse, sans discuter l'indication opératoire, posée souvent sur un compte rendu de radiographie interprété par un radiologue qui, la plupart du temps, n'a ni interrogé ni examiné le patient. L'expression métaphorique du chirurgien orthopédiste dans le dialogue singulier peut alors se réduire à une analyse mécanique : *« votre hanche c'est comme un embrayage qui est fichu ; je vais changer l'embrayage »,* notion rapportée par les patients lors des expertises médico-légales.

6. En conclusion

Le questionnement éthique est une étape fondamentale dans l'exercice de notre spécialité chirurgicale. Il ne s'agit pas et il ne s'agira jamais de résoudre une équation binaire.

Les champs d'application sont multiples dans notre exercice professionnel quotidien de chirurgien : relations avec les honoraires, relations avec les publications scientifiques (plus de 20% des publications scientifiques rapportent des résultats confinant sur le plan du droit à des faux et usage de faux !), relations avec les institutions (qu'elles relèvent du droit public ou du droit privé), relations avec les partenaires industriels ou les compagnies d'assurance.

Ce questionnement a un seul plus petit dénominateur commun : **le patient** qui reste par définition unique.

Aussi faut-t-il, tous les jours, considérer ce patient comme un être unique en paraphrasant cette définition de l'éthique : ***« les actions propres au chirurgien dans son irréductibilité de personne agissante ».***

Droit, déontologie, éthique : le point de vue du juriste

Joël MORET-BAILLY

Les relations et les frontières entre droit, déontologie et éthique, ont, du point de vue du juriste, largement évolué ces dernières années, d'une part du fait d'une large « juridicisation » de l'éthique et de la déontologie, d'autre part du fait, dans certains champs du droit et notamment le droit de la santé, d'une « *déontologisation* » de la loi[10].

On peut, pour le comprendre, aborder successivement chacun des termes formant le titre de cette contribution, dans une logique chronologique d'apparition du point de vue du droit, droit (1), déontologie (2), éthique (3).

1. Le Droit

La définition du droit constitue, bien évidemment, un enjeu théorique fort chez les juristes, mais aussi chez les philosophes, les sociologues, les anthropologues, les politistes, ce que l'on admet comme appartenant ou non au droit variant selon les époques et les écoles. Il existe cependant, depuis environ quatre siècles, un accord relativement large dans les droits occidentaux pour admettre un lien fort entre droit, État, et caractère obligatoire de la règle au sens de référence légitime pour organiser les autorités publiques, trancher des litiges, et organiser la répression, notamment pénale.

L'un des enjeux des multiples définitions du droit réside, en outre, dans la distinction entre le droit et la morale, la

---

[10] Les développements de cet article empruntent largement à différents passages de J. Moret-Bailly et D. Truchet, *Droit des déontologies*, PUF, coll. Thémis, 2016, 466 pages, auxquels nous renvoyons.

plupart des approches, héritières de la philosophie, opposant le droit, production sociale et collective, et la morale, posture et conviction individuelle. Les sociologues adoptent, quant à eux, un point de vue différent, impliqué par l'objet même de la sociologie, considérant que la morale constitue également un phénomène social, collectif, constatant notamment que ce qui est moral ou non dépend très largement de l'état d'une société à un moment donné, par exemple en ce qui concerne le divorce, le concubinage et plus largement, les mœurs, ou encore le suicide, l'euthanasie. Ces oppositions « disciplinaires » se retrouvent largement en ce qui concerne les débats relatifs à l'éthique.

Une autre évolution notable du droit ces dernières années est justement en rapport avec les déontologies et l'éthique. Depuis quelques dizaines d'années, en effet, les juristes s'intéressent à la « soft law » ou « droit souple », désignant différentes formes de normativité qui n'émanent pas de l'État mais, par exemple, des entreprises (éthique d'entreprise), des associations (recommandations), des pratiques professionnelles (habitudes de rédaction de clauses), des administrations (circulaires, notes de service, « doctrine administrative »), ou encore des professions (déontologies). Les juristes se posent alors essentiellement la question de la « portée juridique » de ces productions, au sens de leur impact au sein du système de droit, et notamment de leur prise en compte par les juges et les acteurs sociaux. Or, cette importance peut être considérable, soit que les normes soient prises en compte, soit qu'elles le préparent, ou soient *in fine* intégrées au droit de l'État. Ces types de production ont même fait l'objet d'une reconnaissance symboliquement tout à fait notable en 2013 : le Conseil d'État (entre autres, conseil juridique du Gouvernement) abandonne l'utilisation du vocable de «

droit mou », passablement péjoratif, pour adopter celui de « droit souple », positivement connoté[11].

La problématique du droit souple renvoie cependant à l'origine des règles, et non à leur objet, pivot, quant à lui, de la définition de la déontologie.

2. La Déontologie

Le vocable « déontologie » naît sous la plume du philosophe utilitariste anglais Jeremy Bentham en 1834, dans un ouvrage posthume[12]. Vocable resté spécifique à la philosophie dans les pays anglo-saxons, il a pris un sens différent dans les pays francophones, synonyme, depuis la fin du XIXe siècle, de morale professionnelle.

Au XIXe siècle, en effet, différentes professions, et au premier chef celles d'avocat (au début du siècle), et de médecin (à partir de la moitié du siècle) ont été affrontées à des difficultés pratiques relatives à leur exercice, et ont produit des réflexions ainsi que des règles relatives aux relations nouées dans ce cadre (rapports avec les clients, secret professionnel et consentement, rapports avec les confrères, dans le cas de règles relatives à la confraternité et à la concurrence etc.).

Aujourd'hui, les déontologies sont largement présentes dans les professions libérales (mais pas seulement[13]), représentant de véritables codes d'exercice professionnel pour ces dernières, et incluant des règles relatives à l'ensemble des relations nouées par les professionnels dans l'exercice de leur profession (patients, autres

---

[11] Conseil d'Etat, *Le Droit souple*, Etude annuelle, 2013.

[12] J. Bentham, *Déontologie ou science de la morale, revu, mis en ordre et publié par John Bowring, traduit sur le manuscrit par Benjamin Laroche*, deux tomes, Charpentier, 1834.

[13] La déontologie a notamment connu de forts développements, ces dernières années, à propos de la fonction publique et des marchés financiers.

professionnels, administrations, employeurs etc.). On peut également préciser que, contrairement à une idée largement répandue, les déontologies ne réunissent pas que des devoirs professionnels, mais également des définitions, des règles procédurales, voire des droits pour les professionnels. Les déontologies sont, en outre, en voie de renouvellement ces dernières années du fait de la montée en puissance de la problématique des conflits d'intérêts.

La déontologie médicale a, quant à elle, fait l'objet d'importantes réflexions du milieu du XIXe siècle jusqu'au milieu des années 1920, les associations et syndicats de la profession en faisant l'un des instruments de revendication d'un ordre professionnel, sur le modèle des professions de droit. Un moment historique important prend place en 1927 avec l'écriture de la Charte de la médecine libérale par un syndicat minoritaire opposé à toute forme d'exercice non libéral de la profession, et notamment au salariat des professionnels par les entreprises ou des sociétés de secours mutuels : les principes de la charte ont été repris dans le règlement intérieur de l'ordre des médecins en 1940, lequel sera largement repris à son tour dans le code de déontologie de 1947, ainsi que dans les codes suivants, en 1955, 1979 et 1995 ; ses principes fondamentaux forment encore aujourd'hui la substance de l'article L 162–2 du Code de la sécurité sociale qui oblige à leur respect dans les conventions négociées entre les syndicats médicaux et l'assurance-maladie. Autrement dit, les principes de la charte de 1927 structurent encore aujourd'hui l'exercice de la médecine en France.

Plus largement, la déontologie est systématiquement applicable à l'ensemble des relations professionnelles dans la mesure où la loi renvoie à la déontologie dès qu'une règle peut avoir une application quant à l'exercice de la profession, par exemple lorsqu'un médecin exerce dans le cadre de l'hôpital public.

Ce principe reçoit cependant une exception de taille depuis la loi relative aux droits des patients du 4 mars 2002 : par suite du refus du conseil national de l'ordre des médecins de faire évoluer la déontologie, notamment dans le sens d'une information du patient en cas de diagnostic ou de pronostic grave, le législateur est intervenu dans un domaine jusque-là déontologique.

Cependant, différentes évolutions législatives de ces dernières années ont pu être analysées comme une forme de « *déontologisation* » de la loi, au sens où la logique déontologique traditionnelle, mettant les devoirs du médecin et non les droits du patient au centre du système, peuvent se retrouver dans un certain nombre d'énoncés, notamment à propos de la fin de vie.

Pendant de nombreuses années, les juristes ont en outre discuté de l'appartenance de la déontologie médicale (et d'autres déontologies) au droit, dans la mesure où celle-ci émanait factuellement des professionnels, ou en tous cas des institutions professionnelles, à savoir des syndicats médicaux, puis de l'ordre des médecins, mais était édictée sous la forme d'un décret en Conseil d'État, c'est-à-dire d'un acte du Premier ministre. Ce débat semble aujourd'hui largement clos, la nature juridique du Code de déontologie, aujourd'hui intégré aux articles R. 4127–1 et suivants du Code de la santé publique est quasi unanimement admise.

Soulignons, pour terminer, que la violation de la déontologie peut également servir de fondement à la répression disciplinaires des professionnels ; elle peut, de même, servir de fondement à la sanction civile ou pénale d'un médecin, permettant de qualifier une faute civile ou une faute pénale.

3. L'Éthique

L'éthique, pour le philosophe, ne se distingue pas facilement de la morale, les deux concepts trouvant leur origine dans une étymologie comparable (*ethos* et *mores* désignent également les mœurs, les habitudes, en grec et en latin). En effet, la philosophie morale se divise traditionnellement entre une réflexion relative aux principes et une philosophie appliquée ; selon les philosophes, l'une et l'autre font l'objet d'une opposition de vocables (souvent éthique et morale), mais sans que ces vocabulaires soient systématiquement rattachés à la même branche de la philosophie morale…

L'éthique biomédicale, quant à elle, prend pour objet de proposer des solutions afin de régler les conséquences sociales (le choix ou la priorité donné à un intérêt sur l'autre, ou l'aménagement de ces intérêts) des progrès de la recherche dans le domaine des sciences de la vie. La démarche éthique a connu une remarquable institutionnalisation depuis les années 1960 aux États-Unis et 1980 en France, et se trouve considérablement marquée par les principes et la symbolique du « code » issu des procès de Nuremberg relatif aux médecins nazis et à leurs pratiques dans les camps de concentration et d'extermination.

Elle peut, dans ce cadre, avoir un caractère normatif, se rapprochant alors du droit et de la déontologie. Cependant, on a pu opposer l'éthique à cette dernière en estimant que de la thérapeutique à la recherche, on passe de la déontologie à l'éthique. Quelques-uns des objets de l'éthique biomédicale résident dans les recherches biomédicales (dont les conséquences ne sont pas forcément thérapeutiques pour les personnes intégrées à un protocole) : le clonage, l'assistance médicale à la procréation, le prélèvement d'organes ou la fin de vie.

Pour le juriste français, la bioéthique constitue largement un objet juridique dans la mesure où les règles relatives aux recherches biomédicales font l'objet de règles juridiques nationales depuis 1988, la bioéthique plus largement entendue ayant, quant à elle, fait l'objet des trois « lois bioéthiques » de 1994, plusieurs fois révisées. Ici comme en ce qui concerne la déontologie, l'éthique biomédicale constitue aujourd'hui largement une question juridique.

Soulignons, pour terminer, qu'une autre question « éthique » préoccupe aujourd'hui les juristes, celle de l'éthique d'entreprise largement intégrée depuis quelques années à la question, plus large de la responsabilité sociale de l'entreprise.

L'Éthique en orthopédie pédiatrique

Jean Dubousset

Loin de moi l'idée de pouvoir couvrir un sujet aussi vaste en quelques lignes. Vous trouverez là seulement quelques réflexions à propos du sujet en sachant qu'il est difficile, presque impossible, de discuter d'éthique en public. Car cela fait appel toujours au cas particulier qui est unique puisque le malade qui est devant vous est unique. L'individu est individuel et ce n'est pas la génétique qui le contredira. Au contraire chaque jour elle le démontre pleinement

Introduction

L'éthique est dans l'air du temps. Et pourtant c'est une des bases de la loi et du serment d'Hippocrate qui reste un des fondamentaux de la médecine. La médecine est d'abord une relation privilégiée et unique entre le médecin, son malade et sa famille. Elle est basée sur la reconnaissance mutuelle bien plus que sur la signature d'un consentement dit « éclairé » qui trop souvent n'apporte qu'un éblouissement dans lequel le malade se perd, mais donne bonne conscience au médecin dans le partage de la responsabilité. Et c'est pourtant la loi ! ! Preuve que l'on ne peut pas mettre l'éthique en lois. Dès que l'on prononce le mot loi, on s'écarte de l'éthique. L'éthique c'est une loi personnelle que l'on doit appréhender d'abord et s'imposer à soi-même. L'éthique c'est un comportement intérieur dont le fondement principal tient dans le respect d'autrui tout autant que de soi-même. C'est seulement sur cette base que peut s'établir la confiance mutuelle basée sur la conscience de chacun.

Pour que cette confiance soit éthique il faut de la part du médecin 3 éléments : Connaissance, Expérience, Évaluation de ses résultats

1. La connaissance et l'expérience sont intimement mêlées

Donc d'abord de la part du médecin qu'il ait **cette connaissance** ou lorsqu'il ne l'a pas, qu'il n'hésite pas à faire appel à un autre médecin, une autre équipe qui est supposée l'avoir.

C'est là qu'apparaît la notion d'équipe.

Premier exemple : les tumeurs malignes.

Il est en effet non éthique et même peut-on apporter le mot « faute médicale » que de prétendre traiter seul une tumeur maligne de l'enfant (ou de l'adulte d'ailleurs). Chaque maillon de l'équipe est nécessaire depuis le médecin généraliste, l'oncologue pédiatre, le radiologue, le chirurgien, l'anesthésiste, le kinésithérapeute, le psychologue, l'infirmière, la secrétaire, etc..., bref tous les hommes et femmes qui à un moment ou à un autre auront à faire au cas de l'enfant.

D'où la nécessité d'un dialogue permanent entre tous les membres de l'équipe, et la même nécessité de connaissance que chacun des membres de l'équipe devra maintenir à jour dans son domaine.

Voilà une première pierre fondamentale de la relation malade – famille – équipe soignante dans l'éthique.

Il y a la connaissance théorique et la connaissance pratique. La connaissance théorique, tout le monde peut l'acquérir, mais pour la connaissance pratique, il faut avoir eu à traiter un nombre suffisant de malades : **c'est l'expérience !**

Traiter une tumeur maligne une fois par an n'est pas éthique. Il y a à peu près 100 nouveaux ostéosarcomes par an pour toute la France, c'est pourquoi à mon avis 6 à 8 centres de traitement me paraissent suffisants pour l'ensemble du territoire national ; cela s'est mis en place progressivement dans notre pays et c'est un bien.

Rappelons que les RCP (Réunions de Concertation Pluridisciplinaires) mises en place et obligatoires pour la prise en charge de toute tumeur maligne sont là pour cela, malgré leurs imperfections qui existent, et doivent être améliorées dans leur fonctionnement. Et corollaire important : cela devrait être enseigné lors de la formation des étudiants.

Deuxième exemple : Il devrait en être de même pour les grandes déformations rachidiennes.

En plus des connaissances cliniques spécifiques, elles demandent un plateau technique performant, fiable, et entrainé, sans préjuger de son installation en milieu public ou privé. Les CHU, les Caisses d'Assurances Maladies, les Mutuelles, et donc les organismes politiques qui dirigent notre pays devraient eux aussi appliquer les principes éthiques de ces réunions de concertation pluridisciplinaires pour organiser une répartition territoriale éthique et raisonnable de ces centres thérapeutiques spécialisés.

Cela s'est bien fait pour la chirurgie cardiaque, pourquoi pas aussi pour l'Orthopédie.

Par contre la connaissance pour le diagnostic doit être diffusée à tous les médecins :

Grâce à une formation continue et là, le G.E.O.P, la SFCR, le GEM, la SO.F.C.O.T avec ses sociétés filles me paraissent bien jouer leur rôle, à côté de l'enseignement universitaire qui s'adressant à des étudiants jeunes n'ont pas encore de réelles responsabilités, pour les sensibiliser dès le plus jeune « âge médical » à ces notions d'éthique : c'est un devoir pour l'enseignant en utilisant des exemples cliniques et pas trop de théorie...

D'autre part tous les médecins devraient être encouragés à suivre leur malade, et en contact avec le centre spécialisé qui prend en charge le traitement. Ainsi, l'éthique vis à vis de son malade en serait renforcée et l'enseignement par là même serait plus facilement diffusé.

Il va de soi aussi que des réunions scientifiques bi ou trisannuelles entre ces quelques centres spécialisés devraient être obligatoires, (non compris) les colloques nationaux ou internationaux.

Ainsi le rapprochement Neuro Chirurgie – Orthopédie sous le sein de la SFCR a été indiscutablement une action éthique.

Cette question du maintien à niveau de la connaissance doit faire partie de l'éthique individuelle de tout médecin pour ne pas en arriver à se voir imposer une espèce de « re-certification » contrôlée tous les 5 ou 10 ans !

2. L'évaluation de ses propres résultats : c'est un des piliers de l'éthique.

Dans l'idéal méthodologique, cette évaluation devrait être réalisée par des observateurs totalement indépendants. À ceci près que le patient reste unique au sein d'une même étiologie, et celui qui connait le mieux le malade c'est bien celui qui l'a opéré, c'est lui qui peut le mieux évaluer son résultat s'il fait preuve d'éthique personnelle. À condition aussi qu'il utilise des échelles de mesures qui ont été établies par des organismes fiables, déjà éprouvées dans d'autres séries et par d'autres opérateurs. Pour des techniques nouvelles si l'inventeur ou le promoteur applique ces règles éthiques, attend suffisamment longtemps pour apprécier le recul de ses résultats avant de les répandre dans la communauté orthopédique, il sera considéré comme fiable.

D'autre part, à condition qu'il ait explicité rigoureusement ses indications et sa technique, il attendra de constater les résultats obtenus par les autres pour vérifier que son apport a vraiment été utile pour les patients.

D'ailleurs si la nouveauté est vraiment utile, elle se répand rapidement d'elle-même, sans que les « conflits d'intérêt » ne viennent polluer les relations humaines. Et au niveau local ou régional, le « bouche à oreille » des patients constatant les résultats a vite fait d'entériner ces résultats et de créer une réputation.

3. La conséquence : la confiance.

C'est un engagement du médecin envers son malade (ou sa famille) et réciproquement. Cette confiance ne doit jamais être transgressée : c'est ce que j'appelle personnellement la conscience. C'est bien là que se trouve l'un des nœuds du problème car elle doit s'appliquer non seulement vis à vis du malade (et de sa famille) bien sûr, mais aussi vis à vis des autres membres de l'équipe (par exemple anesthésiste) tout autant qu'à soi-même. Cela revient à mettre en jeu simultanément et à parts égales sa raison et son âme.

A ce moment le dialogue singulier (mais qui peut être repris par n'importe quel membre de l'équipe) entre le médecin et son malade (ou sa famille) prend toute sa dimension et ne pourra jamais être remplacé par une brochure impersonnelle aussi bien faite soit-elle : elle inquiète plus qu'elle ne rassure et trop souvent permet à trop de médecins de se décharger de ce dialogue pourtant unique et indispensable à l'établissement de cette confiance réalisée par le mélange des deux consciences des deux individus en présence.

4. Quelques exemples pratiques.

L'annonce du diagnostic : elle doit être complète, claire, surtout comprise du malade et de sa famille : exprimée dans des termes simples parfois imagées à l'inverse du langage technique médical.

Les grandes lignes de la thérapeutique seront expliquées de la même manière mais « l'individu étant individuel et unique », elles peuvent être sujettes à des variations ou des modifications en cours de route, en particulier devant la survenue d'une complication ; il faut alors rassurer le patient, sa famille en montrant que l'on a toujours des solutions et surtout que l'on prend les mesures pré et per opératoires pour les éviter ces complications. Informer mais ne pas inquiéter voilà une attitude éthique

Ce que le malade attend surtout, c'est le futur : comment sera-t-il après le traitement ?

Le comportement du chirurgien (et de toute l'équipe en cas de tumeur maligne par exemple) est, à mon avis, fondamental. Il est nécessaire que le patient et sa famille aient la certitude qu'une amélioration clinique peut être obtenue plus ou moins rapidement en particulier pour l'orthopédie classique y compris la traumatologie. Pour les affections chroniques l'amélioration escomptée doit être comparée à l'évolution spontanée prévisible en l'absence de traitement. Pour les tumeurs malignes, le but est la guérison dont le chirurgien doit avoir la certitude en lui-même et ceci est valable pour tous les membres de l'équipe.

Si le doute est dans l'esprit du thérapeute, il ne doit jamais transparaître à aucun moment lors de la première annonce du diagnostic et même tout au long du traitement aussi compliqué soit-il. Si le doute transpire dans la relation médecin, patient ou famille, il ne rend pas service au patient, il crée l'inverse du but recherché et peut être empêche les endorphines cérébrales du patient de jouer leur rôle bénéfique anti-oncogène. Qu'en sait-on ?

Cependant il ne faut pas éluder les questions.

Répondre, quelles que soient les difficultés, que l'on a toujours des solutions et se rappeler de cas désespérés qui sont toujours vivants et actifs pour faire transparaître dans le dialogue que l'on recherche « la guérison » malgré les difficultés du traitement, voire avec des handicaps résiduels.

C'est la même éthique que l'on doit adopter dans l'annonce du handicap vis à vis des parents chez les grands prématurés : le chirurgien n'abandonnera pas les possibilités d'améliorations et accompagnera les grands handicapés tout au long de leur vie.

Comportement lors de la proposition d'un traitement chirurgical.

Le devoir du chirurgien est d'expliquer les diverses possibilités thérapeutiques ; il est de son devoir et de son éthique de proposer au patient et à sa famille le traitement qu'il juge le plus approprié.

Le patient (ou sa famille) est bien sûr libre d'accepter ou de refuser, mais ce n'est pas au chirurgien de faire choisir par le patient, les parents ou l'enfant, le type de traitement.

À mon avis dans un tel comportement l'éthique se trouve transgressée, malgré les recommandations de certaines lois mal interprétées, demandant de mettre le malade lui-même (ou ses parents), au centre de la décision, au risque en cas d'échec, d'entrainer chez lui un sentiment de culpabilité qu'il gardera sa vie durant.

Comportement du chirurgien devant l'annonce d'une complication du traitement.

Il n'est pas éthique de cacher le moins du monde la complication, ni d'essayer d'en apporter des explications cherchant à se décharger, ni d'essayer d'en faire porter la responsabilité à quelqu'un d'autre. Il n'est pas éthique non plus de ne pas proposer de solution au malade, fut-ce au prix de demander un avis à une autre équipe. C'est là où cette relation singulière privilégiée qui doit exister depuis le début du traitement entre médecin, famille, malade, prend toute son importance car si cette relation de confiance - conscience a été entretenue, complétée, affinée, tout au long du traitement ce qui a abouti à la vraie transparence, alors la survenue de cette complication majeure pourra être comprise et acceptée par tous, malade, famille, équipe soignante.

Faute – Erreur médicale – Aléa thérapeutique.

Proposer une radiothérapie en première intention pour un kyste anévrysmal accessible à la chirurgie, non seulement ce n'est pas éthique, mais s'approche de l'erreur ou de la faute médicale, à mon avis en raison du risque de dégénérescence maligne que cela peut entrainer.

On voit bien ici qu'il va falloir déterminer ce que l'on appelle une faute médicale. Pour moi, c'est clair : c'est un acte délibéré contraire à la loi et au serment d'Hippocrate. Ne pas se tenir au courant des données de la science médicale et ne pas demander lorsqu'on ne sait pas à ceux qui savent ou sont censés savoir, est un acte délibéré, donc une faute.

En revanche, laisser une compresse dans un champ opératoire malgré une recherche habituelle en fin d'intervention avant de fermer, est une erreur qui doit être compensée par les assurances du médecin ou de l'hôpital.

Constater une paraplégie après une opération rachidienne si aucun geste chirurgical malencontreux et si tous les contrôles per-op ont été correctement effectués, relève dans la pratique et la loi française de l'aléa thérapeutique dont les conséquences sont prises en charge par la solidarité nationale.

Cette distinction est fondamentale, de même que l'évolution qui apparaît dans les « expertises » où l'avis d'un seul expert désigné, je l'espère ne sera plus valable, mais bien celui d'un collège d'au moins trois experts ou sapiteurs réellement compétents dans la pathologie en cause.

Éthique et communication.

Il n'est pas éthique de vouloir garder pour soi une technique, une invention, une manière de faire que l'on a jugée en conscience utile pour un certain nombre de malades, que ce soit pour une question d'argent (et on touche au douloureux problème des brevets, de la propriété intellectuelle, et de la propriété industrielle) ou encore plus grave à mon sens, pour une question d'orgueil. Il faut tout dire, tout faire savoir dès qu'on est convaincu soi-même preuves à l'appui, que cette invention peut être utile à d'autres.

Et en particulier pour les complications : cacher une complication dans une présentation ou publication scientifique n'est non seulement pas éthique, mais aussi malhonnête. Ce qui m'a fait le plus progresser dans ma carrière, a été l'analyse impartiale de ces échecs. Heureusement on voit de plus en plus dans les congrès des séances consacrées à ces échecs.

Les problèmes posés par la communication au grand public média, télé, Internet...

Il y a des attitudes éthiques et non éthiques. Faire des communications dans le sens prévention, signes d'appel amenant à la consultation d'un médecin, cela est parfaitement éthique. Donner des explications sur Internet sur les grandes lignes des traitements en rappelant que chaque cas est individuel, unique et, donc, ne s'applique pas forcément à l'observateur, là encore il n'y a rien à redire sur le plan éthique. Mais les communications ne doivent pas être trop agressives et ne doivent pas créer plus d'inquiétude que d'apaisement (par exemple vues opératoires souvent peu compréhensibles par les malades).

Cependant lorsque les médias se prêtent à des communications, en particulier thérapeutiques s'apparentant plus à la publicité d'une technique, d'une drogue, d'un appareillage quelconque ou encore plus grave d'une personne, alors dans ces cas la dérive est flagrante et ce n'est pas éthique.

Je ne veux pas parler ici de la diffamation qui relève évidemment directement de la déontologie et de la justice.

5. En conclusion

L'éthique est une question de conscience, et un questionnement !

On voit donc bien que l'éthique se place à chaque instant dans toutes nos actions vis à vis du malade, enfant ou adulte, de sa famille et de la société qui l'entoure.

Mélange Orthopédie – parfois Oncologie – Philosophie – Éthique : chaque cas est particulier, et c'est dans l'échange le plus clair possible entre le chirurgien (recueillant les avis de toute l'équipe soignante en particulier les anesthésistes, ou si besoin les oncologues) et son patient ou sa famille, et dans la connaissance et la conscience de chacun d'entre eux, que se prend la décision.

D'où l'importance de la notion d'équipe, pas seulement sur le papier, mais dans la communion des cerveaux et des « cœurs ».

- Conscience de s'instruire et de se tenir au courant,
- Conscience lorsque l'on ne sait pas de s'adresser à d'autres,
- Conscience de ne jamais prendre une décision seul, mais en équipe,
- Conscience de ne pas responsabiliser le malade ou la famille dans une décision majeure, le médecin devant assumer sa responsabilité,
- Conscience enfin de douter et de toujours se remettre en question pour chaque cas.

L'éthique en chirurgie ne s'applique pas, elle se vit au quotidien

Alain Charles Masquelet

L'éthique est incontestablement un terme à la mode, notamment en médecine, dans le domaine du soin. Consciemment ou non, on l'oppose volontiers à celui de morale qui évoquerait une rigidité de l'esprit, forgée par des principes intangibles qui seraient autant de facteurs limitant l'émancipation de l'individu moderne.

Disons-le franchement : l'éthique est une notion galvaudée tant elle se prête à de nombreuses pirouettes. Par un raccourci à peine caricatural on pourrait affirmer que le paravent de l'éthique offre, dans de nombreuses situations, une bonne conscience à peu de frais, à ceux qui en sont dépourvus.

Tel est, à notre sens, ce qui relève notamment de l'éthique d'entreprise, qui joue sur la transparence, l'assurance qualité, la traçabilité, le vertueux comportement vis à vis de l'environnement et autres éléments phraséologiques qui ne visent, en définitive, qu'à se concilier les associations de consommateurs et à faire davantage prospérer l'entreprise, c'est à dire engranger des profits. Où est l'éthique dans cette marchandisation à outrance ?

Posons comme préalable que l'éthique ne peut être la caractéristique décrétée d'un groupe ou d'une communauté.

L'éthique est d'abord et avant tout individuelle. Elle révèle la personne au quotidien, elle recèle un arrière-plan de convictions et de valeurs transmises ou acquises.

L'éthique est donc un comportement, une attitude, une posture face à des situations dont il convient, à chaque fois, de cerner le caractère inédit. L'éthique est à construire en permanence sur un socle de valeurs sous-jacentes, qu'on peut appeler des principes moraux sinon une morale. L'éthique sans morale est une vapeur, mais la morale sans éthique est aveugle.

Il faut, à ce propos, insister sur le caractère contingent et dynamique de l'éthique, par opposition à l'aspect définitif et mécanique des injonctions morales. Ce qui revient à dire que l'éthique peut parfois entrer en conflit avec les valeurs morales sous l'effet d'une situation dans laquelle le bien est l'ennemi du mieux.

Autrement dit l'éthique, bras armé des valeurs morales, a pour objectif, non pas l'assurance d'une réalisation idéale mais l'avènement du juste, c'est à dire la réponse la plus ajustée possible à une situation donnée.

La possibilité d'un conflit irréductible entre le bien et le juste est la meilleure justification de l'instance délibérative où chacun sera invité à s'exprimer. Seule, la délibération éthique permettra une attitude commune qui n'aura qu'une valeur transitoire, en accord juste avec une situation.

À travers cette énonciation, qui apparaîtra peut-être réductrice, on voit poindre ce qui fait la caractéristique d'une relation de soin. La relation de soin est la manifestation permanente de la tension éthique qui est un élan vers le juste. Notons que le juste s'écrit avec une minuscule. Car il ne s'agit en aucun cas d'une catégorie transcendante - mais plus simplement – et aussi plus difficilement d'un « ajustement » permanent à une situation par définition évolutive. Ce qui est juste aujourd'hui ne le sera peut-être plus demain. Le défi éthique permanent est la fragilité de la relation de soin qu'il faut préserver de nombreuses agressions : obstacles, préjugés, automatismes de langage ou d'attitude qui constituent autant de motifs de l'oubli de l'Autre.

Dans une étude de terrain déjà ancienne nous avions comme objectif de débusquer et de relever ce que nous avons appelé « l'inadéquat », à savoir les comportements, les attitudes, les discours, les argumentations et même les silences inadaptés, susceptibles de porter atteinte à la relation de soin et par conséquent d'apparaître comme « anti-éthiques ». Vingt ans d'observations ont été nécessaires pour élaborer une sorte de typologie clinique de la vulnérabilité de la relation de soin.

Nous avons relevé 7 catégories à l'instar des 7 plaies de l'Égypte antique :

- La faiblesse du discours médical,
- L'« *hypertechnicisme* » » de la pratique,
- La conception hétérologique du traitement,
- La question mal comprise de l'autonomie du patient,
- La tyrannie des bons sentiments,
- L'incompatibilité des temporalités entre soignants et soignés,
- Le conflit des représentations de la maladie et de la guérison.

1. On a beaucoup écrit sur l'insuffisance et la suffisance du discours médical.

Les facteurs les plus essentiels nous ont paru être l'usage immodéré de néologismes barbares et surtout le manque de crédit accordé au savoir expérientiel du patient. Le discours médical fourmille de termes savants façonnés par des racines grecques. Au moins ces mots répondent-ils à la nécessité de désigner le plus précisément possible des phénomènes qui n'ont pas leur équivalent dans la vie quotidienne. En revanche l'utilisation récente de termes empruntés à d'autres domaines confère au discours médical une tonalité d'une pseudo modernité grotesque. Pour exemples relevons *l'observance, la compliance et la résilience* qui appartiennent à des champs lexicaux étrangers à la médecine, ceux du religieux (observance), de l'industrie artisanale (compliance) et de la métallurgie (résilience). Comment ne pas voir dans l'émergence de ce vocabulaire des relents à la fois de sacralisation, de réification et d'instrumentalisation ?

Plus grave sans doute pour le déploiement de la relation de soin est le rejet du savoir expérientiel du patient, l'absence de considération pour le symptôme qui n'a droit de cité que s'il est transformé en signe. L'objectivation du discours du patient, si elle doit être tenue pour nécessaire en ce qu'elle est fondatrice de la clinique, ne doit pas décréter la nullité signifiante du subjectif. La prise en compte par le soignant d'un subjectif intraduisible dans le discours médical est cependant d'une extrême importance pour faciliter, chez le patient, la nécessaire appropriation de sa maladie en lui offrant une cohérence entre le ressenti et l'objectivation. Ces deux manières d'appréhender la maladie ne sont pas contradictoires ; elles constituent le socle des médecines dites alternatives qui jouissent, par ce ressort même, d'une grande faveur populaire. Négliger le subjectif, c'est à dire la part du discours qui n'appartient qu'au patient, c'est aussi se priver d'un accès à la micro-clinique, celle qui précède la clinique des signes, celle qui permet par sa reconnaissance une action thérapeutique précoce et efficace dans l'espoir raisonnable d'une *restitutio ad integrum*. Les exemples sont nombreux, pour le soignant qui veut bien y consacrer son attention, de ces prodromes qui ne font jamais l'objet d'une description académique et d'un enseignement systématique. Nous citerons simplement la sensation de mal être qui précède une hypoglycémie, la difficulté, à la fin de la miction, à éjecter les dernières gouttes d'urine, qui traduit une faiblesse du détrusor annonciateur d'un syndrome de la queue de cheval ou le prurit de la paume des mains en rapport avec un syndrome de rétention biliaire débutant. Accorder de l'attention à ces menus symptômes renforce la confiance du patient et permet une action thérapeutique radicale, qui appartient au registre de la prévention.

2. Le technicisme médical…

Découle naturellement d'une foi aveugle dans l'objectivation comme moyen exclusif de reconnaissance de la maladie. Le technicisme est l'envers diabolique de la technique, au sens originel du terme (de *dia-bolein,* ce qui divise). Le technicisme est l'abaissement du patient à un objet de manipulation, la réduction du soin à un geste technique, c'est subordonner le souci de l'Autre à l'usage de la technique alors que la technique ne doit être que le prolongement de la main qui soigne. Le technicisme est une tentation forte, une sorte de substitut du soin, de même que l'imagerie d'investigation tend de plus en plus à se substituer à l'exploration clinique.

Le technicisme est rassurant pour le soignant et effrayant pour le patient.

3. La conception hétéronomique du traitement…

Il prend sa source dans le principe de bienfaisance, l'une des quatre composantes classiques de l'éthique médicale qu'il n'est pas inutile de rappeler : principe de bienfaisance, principe de non-malfaisance, respect de l'autonomie du patient et souci d'équité dans la distribution des soins. Le soignant se retranche souvent derrière le principe de bienfaisance dans un but inavoué d'auto-valorisation et de légitimation de son autorité. Combien de fois n'entend on pas rétorquer à tout début d'objection de la part du patient « mais c'est pour votre bien qu'on vous fasse cela ! ». Le principe de bienfaisance peut être dévoyé sous la forme d'une règle despotique émanant d'une posture moraliste et infantilisante. La conséquence méconnue d'une telle attitude inadaptée est de réprimer, chez le patient, un élan normatif naturel, autrement dit une disposition à guérir, en lui interdisant de faire, des objectifs de santé, des objets de choix. Or le choix du patient n'est pas dans la trivialité qui consiste à penser qu'il peut avoir le choix de son traitement. Le choix du patient est dans le désir de se bien soigner... ou non.

L'un des ressorts d'une authentique relation de soin est de faire coïncider le devoir de bienfaisance du soignant et le désir du patient de prendre soin de lui.

4. La question mal comprise de l'autonomie du patient…

Elle est d'autant plus prégnante que le terme autonomie, à l'instar de l'éthique, a été largement diffusé, commenté, corseté par des textes de lois et donc galvaudé sous la forme d'un impératif qu'il s'agirait de brandir devant n'importe quelle situation difficile.

L'autonomie, qui consiste à se soumettre à sa propre loi, n'est pas une revendication. L'autonomie est un absolu, dont le véritable sens est obscurci par une double confusion : la première est d'effacer la distinction entre autonomie et indépendance.

Le patient est à la fois autonome et dépendant, dépendant à plus d'un titre, de la maladie qui l'affaiblit, des soignants qui l'entourent et du traitement qui lui sera prescrit.

En un mot le patient est dépendant du soin.

Et l'autonomie qui constitue un horizon absolu ne réside pas dans le choix thérapeutique mais dans la capacité de choisir de se bien soigner. C'est cette autonomie que le soignant doit s'efforcer de favoriser et de promouvoir.

Des situations bien identifiées sont révélatrices de l'échec de reconnaître le véritable sens de l'autonomie de la part des soignants. Ainsi le refus de soin, qu'on peut assimiler à une rupture de contrat, trouve fréquemment son origine dans un impératif de traitement asséné sans ménagement ou une injonction énoncée avec une tonalité punitive ; par exemple le sevrage tabagique, qui doit être considéré comme la prise en charge d'une véritable maladie et non pas comme une obligation qui serait du seul ressort du patient et dont la faillite serait entouré d'un cortège de représailles du genre » si vous n'arrêtez pas de fumer, je ne vous opère pas ! ».

Plus grave encore dans le registre de la méconnaissance de ce qu'est la véritable autonomie est l'attitude de désengagement médical qui s'apparente à une lâcheté et qui consiste, sous le double argument de l'obligation d'information et de respect de l'autonomie du patient, de présenter sans parti pris toutes les options thérapeutiques et de faire porter au patient la responsabilité du choix du traitement. René Leriche, en son temps, avait déjà fustigé un tel comportement en des termes très éloquents :

« *Certains chirurgiens, par caractère ou par calcul, aiment à grossir les risques, à montrer des doutes et des craintes. Ils laissent au malade le souci de choisir la thérapeutique qui lui convient. Ils croient ainsi diminuer leurs responsabilités éventuelles. Précaution inutile et surtout inhumaine cruauté* ». (Philosophie de la chirurgie, Flammarion 1951).

Une authentique relation de soin est une dyade qui s'appuie à la fois sur une approche interne, expérientielle et subjective, celle du patient, et une approche externe, objective et rationnelle qui est celle du soignant. Nulle prééminence de l'une sur l'autre, pas de compétition ni de relégation, pas d'opposition et pas d'interchangeabilité non plus. La conjonction harmonieuse des deux approches, comparable à la marche sur deux jambes sans avoir besoin d'y penser, n'est pas du ressort d'une simple addition de compétences. De même que la vision binoculaire n'est pas l'addition de la vision de chaque œil, mais procure un gain supplémentaire qui est la perspective, la dyade relationnelle entre soignant et soigné aboutit à un pacte d'alliance qui est la condition sine qua non de l'élaboration de la solution juste.

5. La tyrannie des bons sentiments est un des vices les plus fréquents du discours soignant

Nous entendons par bons sentiments des expressions ou des attitudes dictées sans nul doute par le principe de bienveillance mais qui revêtent un caractère mécanique. Telle est l'euphémisation du discours médical qui consiste, en permanence, à dissimuler la réalité de la situation par des expressions lénifiantes censées adoucir la peine du patient ; « ce n'est rien, voyons, vous allez bientôt sortir... » On conçoit aisément que ce n'est pas rendre service au patient que de le laisser seul se confronter tôt ou tard à la réalité. La véritable empathie que pensent ressentir un certain nombre de soignants n'a en réalité rien d'un sentiment. Un ressenti empathique est plutôt la marque d'une bienveillance compassionnelle qui, en tant que telle, possède son revers sombre sous la forme d'une aversion de la déchéance et d'un mépris de la fragilité. Les fausses voies de l'empathie se repèrent à des attitudes qui, plus ou moins consciemment, se réclament d'une demande de considération sinon de reconnaissance de la part des patients.

A l'inverse une véritable relation de soin se fonde sur la culture de l'écoute et de l'attention à la singularité. Encore une fois, la finalité de la relation de soin est de déceler les potentialités normatives du patient et d'aider ce dernier à les actualiser pour les faire entrer dans un processus de réparation.

6. L'incompatibilité des temporalités est un écueil structurel de la relation de soin

L'homme souffrant est soumis à une « dé spatialisation » du temps, autrement dit la perte des repères géométriques qui balisent une existence ordinaire. Le temps n'est plus vécu comme un écoulement d'un point à un autre, rythmé par les horloges mais comme une durée psychique non quantifiable. Cette temporalité particulière est sujette à des changements : temps de l'urgence sur lequel le patient n'a pas de prise, temps ralenti des phénomènes biologiques imperceptibles sans manifestation phénoménale, temps circulaire, parfois, d'un retour désespérant à une étape antérieure que l'on avait crue franchie, temps accéléré enfin, porteur d'espoir, de la cristallisation des phénomènes annonciateurs de la guérison. On peut affirmer de ce point de vue que la maladie est une expérience « hors du temps ».

A l'inverse le soignant est en permanence soumis à la temporalité de l'urgence, régie par les horloges et non par la vie intérieure. Cette temporalité ordinaire est mesurable notamment par l'effet thérapeutique et la rationalisation organisationnelle. De toute évidence elle entre en opposition avec le caractère non mesurable de la temporalité intuitive.

Ce qu'on a pu appeler « le choc des temporalités » est à l'origine de nombreux contentieux. Le caractère incompatible des temporalités propres au soigné et au soignant est-elle pour autant irréductible ? Y aurait-il un point de rencontre qu'il s'agirait d'activer qui entrainerait ce qui s'apparente à la vibration d'un diapason ?

Ce point de rencontre repose tout entier sur l'attention et la détection du bon moment pour agir ou pour dire, ce que les Grecs appelaient le Kairos, le dieu de l'opportunité.

Le bon moment pour agir s'appuie sur l'unité du patient, unité biologique, psychique et somatique, dans le cadre du pacte d'alliance qui est le ciment de la relation de soin. Il s'agit, en neutralisant le conflit des temporalités, d'aider le patient à entrer dans une dynamique où émerge une force régulatrice, un élan normatif susceptible, à terme, de permettre de renouer avec les interactions de l'environnement qui étaient celles d'avant l'entrée dans la maladie.

Le soin et sa mise en œuvre à travers la relation de soin est donc un art où interviennent un ensemble de facultés non quantitativement mesurables.

L'art du soin est tout entier dans l'art de viser juste à un moment donné, de trouver l'accord juste et l'harmonie active. L'homme malade ou blessé s'estime victime d'un sort injuste, d'une injustice flagrante ; il demande naturellement réparation de l'injustice, dont il est victime, à l'institution soignante. Il n'est pas dans le rôle du soignant de rendre la justice ; mais le soignant doit s'efforcer de répondre à la demande de justice du patient par la justesse de son action.

La relation de soin véritable est caractérisée par son inaptitude à la quantification.

7. Un dernier obstacle identifié, et non des moindres, est le conflit des représentations de la maladie et de la guérison qui diffèrent selon les points de vue des soignants et des soignés

Pour un médecin, formé à la faculté, la maladie peut s'inscrire dans trois modèles :

- *Le modèle mécanique* dont l'exemple emblématique est le traumatisme physique accidentel. Dérivé du modèle mécanique est le modèle biologique qui fait correspondre un facteur principal et la maladie selon une logique pastorienne. L'équation simple, pour ne pas dire simpliste, un germe – une maladie est caractéristique de ce modèle qui regroupe également les affections endocriniennes.
- *Le modèle biopsychosocial,* qui accorde une large responsabilité à des facteurs environnementaux, a été élaboré pour pallier les insuffisances du modèle mécanique. A travers l'influence de l'environnement pris au sens large du terme on se rapproche de la conception hippocratique de la maladie conçue comme déséquilibre ou rupture d'une harmonie
- *Enfin le modèle psychique* s'attache aux désordres mentaux.

Sans entrer dans les détails, il faut concéder que les divers modèles peuvent se recouper et s'intriquer dans une situation singulière. Le patient profane, lorsqu'il entreprend de mettre de l'intelligibilité dans ce qui lui arrive, est très loin de ces représentations de la maladie, qui est conçue dans son esprit comme une agression extérieure aveugle, fortuite et forcément injuste. S'ajoute au sentiment d'injustice (« pourquoi moi ? ») un déni de responsabilité.

Pour remédier à cette distorsion des représentations, le soignant doit s'efforcer de réduire la distance entre les deux visions, non pas par un discours rationalisant, mais par la juxtaposition cohérente du ressenti du patient et de l'objectivation médicale de sorte que le malade puisse littéralement s'approprier sa maladie.

Reste à concilier les points de vue sur la guérison.

Pour le médecin, la guérison est l'arrêt définitif d'un processus pathologique ; pour le chirurgien, c'est le succès de l'intervention programmée. La conviction du malade, en revanche, est que la guérison ne peut pas être autre chose qu'un retour à la normale « ante », autrement dit une normalisation. Or on ne sort jamais indemne d'une affection même si celle-ci est considérée comme guérie au sens médical du terme.

On est toujours « autre » ne serait-ce qu'en raison de l'écoulement du temps. La normalisation des processus biologiques laisse des traces dont le patient et le médecin ne sont pas toujours conscients. S'y ajoutent le trauma somatopsychique et les difficultés d'interagir à nouveau avec l'environnement.

Ce qu'il faut faire affleurer à la conscience du patient c'est que l'effort du soin dont fait partie l'ajustement thérapeutique vise à stimuler une des caractéristiques de l'être humain qui est la puissance normative, c'est à dire l'instinct de retrouver une normativité qui, après une affection sévère, est une autre norme que celle qui existait avant la maladie.

La maladie, comme la guérison, est un facteur puissant d'individuation et dans cette perspective « *l'éthique est ce par quoi un sujet reste sujet, refusant de devenir un individu absolu, une singularité détachée »*. (Simondon, Du mode d'existence des objets techniques, Aubier 2012).

Les recommandations et démarches éthiques de l'ANC : l'exemple de la Sénologie.

Henry COUDANE, Olivier JARDE, Carole MATHELIN, Hubert JOHANET, Albert Claude BENHAMOU, Jane Laure DANAN.

Introduction

Le comité éthique et juridique de l'ANC a été informé en décembre 2023 de problèmes concernant la prise en charge en France des femmes porteuses d'un cancer du sein (CS).

Cette prise en charge du CS s'est considérablement modifiée au cours des 20 dernières années :

- Amélioration du diagnostic préopératoire : IRM, angio-mammographie, tomosynthèse, PET-scanner, PET-IRM… permettent la découverte de lésions subtiles.
- Les attentes des patientes ont changé vis-à-vis des modalités chirurgicales (chirurgie oncoplastique, reconstruction immédiate, NSM, TAD curage axillaire ciblé…).
- Les thérapies adjuvantes et néoadjuvantes (nouveaux schémas de chimiothérapie, immunothérapie, inhibiteurs de CDK4/6...) ont modifié la place de la chirurgie.

« Chaque patiente doit bénéficier à chaque étape de sa prise en charge de procédures de diagnostic optimisées, d'une chirurgie adaptée et de thérapies personnalisées, dispensées au bon moment, par une équipe spécialisée, dans un environnement adéquat ».

1. L'enquête SIS/CNGOF/ANC

Une enquête en ligne à l'aide d'un questionnaire « Microsoft Forms » a été adressée à des responsables de sociétés savantes ou groupes pédagogiques impliqués dans la prise en charge de la santé du sein (300 envois).

Du 15 juillet 2023 au 30 août 2023, les participants ont été invités à répondre au questionnaire par courriel. Les réponses ont été directement enregistrées dans une base de données en ligne. L'enquête en ligne comprenait 30 questions réparties en 4 sections

Dans l'enquête, la plupart des chirurgiens interrogés se sont prononcés en faveur d'une formation de 2 ans permettant d'avoir un nombre d'interventions chirurgicales élevé avec recours à la chirurgie oncoplastique.

La formation devrait se faire dans des services ayant une autorisation pour le traitement du cancer, appliquant les référentiels de bonne pratique et la multidisciplinarité.

Référence universitaire : DU / DIU.

Le modèle : une FST sur 2 ans est dans cette enquête celui qui est souhaitable : stages de chirurgie carcinologique mammaire, chirurgie esthétique et réparatrice, connaissance de l'oncologie, de la radiothérapie, de l'imagerie mammaire, de la médecine nucléaire, de l'oncogénétique, de l'oncofertilité et de l'oncogériatrie.

2. Une question essentielle est celle du lien entre la formation des chirurgiens sénologues et la mortalité par cancer du sein

- De nombreuses équipes (Gillis et al en Ecosse (1996), Skinner et al aux USA (2003), Greenup et al aux USA (2018)) ont montré que les taux de survie des patientes opérées pour un CS sont significativement supérieurs lorsque les chirurgiens ont eu une formation spécialisée.

- Il a aussi été démontré que leur volume d'activité sont des facteurs prédictifs de la survie de leurs patientes.

- Gillis CR, Hole DJ: Survival outcome of care by specialist surgeons in breast cancer: a study of 3786 patients in the west of Scotland. BMJ 1996, 312(7024):145-148

Skinner KA et al: Breast cancer: do specialists make a difference? Ann Surg Oncol 2003, 10(6):606-615.

-Greenup RA, et al: The Effect of Hospital Volume on Breast Cancer Mortality. Ann Surg 2018, 267(2):375-381.

- **Une étude française évaluant la mortalité par cancer du sein, réalisée par l'Assurance Maladie (publiée en 2019),** a montré, à partir de données sur une population de 43 274 patientes, que le taux de mortalité dans les années suivant l'intervention chirurgicale dépend des seuils d'activité des établissements pratiquant la sénologie.

    - Le taux de mortalité était deux fois plus élevé dans les établissements en dessous du seuil de 30 par rapport aux établissements prenant en charge plus de 100 patients par an
    - La mortalité la première année était plus que doublée selon que l'établissement avait ou non une autorisation pour « la chirurgie du cancer du sein ». Cette différence s'est maintenue lors du suivi.

3. En termes de qualité des soins, une autre étude française de l'Institut de Recherche **et Documentation en Économie de la Santé publiée en mars 2017 a montré que les pratiques chirurgicales dans le traitement des CS variaient entre les établissements selon le volume d'activité.**

Ainsi, les femmes atteintes d'un cancer du sein avaient deux fois plus de chances de bénéficier d'une reconstruction mammaire immédiate ou d'une désescalade axillaire dans les établissements réalisant plus de 110 chirurgies du cancer du sein par an, que dans ceux en réalisant moins de 110 prises en charge annuelles.

4. Par ailleurs l'Académie Nationale de Médecine relève que « la sénologie, discipline d'organe à part entière, est noyée dans les spécialités chirurgicales dont le champ est immense … et où les connaissances de chirurgie plastique sont fondamentales pour réduire au maximum les séquelles ».

Il est donc « choquant » pour les auteurs de ce rapport « qu'aucune instance ne s'intéresse de façon spécifique à la formation initiale, à la formation continue et à la certification du savoir-faire des chirurgiens concernés par cette pathologie comme cela existe dans plusieurs pays européens et aux USA ».

5. Enfin le Parlement européen préconise que les états membres du conseil de l'Europe appliquent 6 propositions résumées dans le tableau I.

The Parliamentary Assembly recommended that Council of Europe member States should:

1. Place the fight against breast cancer at the top of their health agendas;
2. Ensure that everyone with breast cancer has access to quality-controlled breast cancer screening programmes organised at national level and set up in accordance with European guidelines, as well as to accurate, evidence-based information on the potential benefits and risks of participating in such programmes, so that they can make an informed decision on their participation;
3. Ensure that all breast cancer patients, wherever they live, have effective access to quality-assured diagnosis and treatment in specialist multidisciplinary breast cancer units, working in collaboration with national screening programmes established in accordance with European guidelines and promoting shared decision-making between patients and medical teams;
4. Establish and maintain national cancer registries providing reliable data on the situation in the member States and task the registries, inter alia, with informing and raising awareness among the media and the general public of the proper interpretation of this data;
5. Prohibit any discrimination against breast cancer patients on the basis of their disease status, in particular with regard to employment and insurance;
6. Encourage researchers in all Council of Europe member and observer States to work together to advance the understanding of the disease and to improve screening, diagnosis and treatment techniques in order to reduce mortality rates, improve the quality of life of individual patients, reduce overdiagnosis and overtreatment and, ultimately, find a cure for breast cancer.

Tableau I. Recommandations du Conseil de l'Europe dans la prise en charge du CS.

6. Lors des XXXème rencontres internationales à Strasbourg les 3 et 4 octobre 2024 à l'occasion du 30ème anniversaire d'Octobre Rose en France, tous ces problèmes ont été évoqués et l'ANC a présenté des recommandations afin de répondre aux déficits de la prise en charge du CS.

a. La formation des chirurgiens sénologues doit passer par la création d'une FST (Formation Spécialisée transversale) qui correspond à un diplôme national permettant aux chirurgiens titulaires d'une des 13 spécialités chirurgicales actuellement recensées en France d'exercer la Sénologie. En attendant cette création administrative il est fortement conseillé aux chirurgiens de valider un DU ou un DIU de sénologie qui correspond à un diplôme universitaire organisé par la majorité des universités françaises.

b. En France les établissements doivent être habilités afin de traiter les CS. Une prise en charge de 100 CS par an correspond à une seuil minimum, la plupart des pays européens ayant fixé ce seuil entre 120 et 150 CS par an. Les ARS sont chargés d'établir les listages des établissements privés et publics ainsi habilités.

c. L'ANC propose qu'un seuil minimum pour chaque chirurgien soit fixé à 50 CS par an

d. L'ANC est favorable à la transmission de ces recommandations aux associations de patients ayant pour but la prévention et le traitement du CS.

Les chirurgiens et l'argent

Henry Coudane, Pierre Devallet, Jane Laure DANAN.

A. L'activité libérale dans le secteur public hospitalier (SPH)

1. Issu de la réforme Debré de 1958, le secteur privé a été supprimé dans les années 1980 et remplacé par l'activité libérale des praticiens hospitaliers, qui a été pérennisée depuis lors.

À telle enseigne qu'aujourd'hui, malgré les réticences que le secteur d'activité libérale a toujours suscitées, l'évolution du droit qui s'y applique a tendance non seulement à confirmer son existence mais encore à élargir son régime à d'autres occurrences que celles initialement prévues.

Les textes législatifs et réglementaires sont très nombreux.

A priori tous les praticiens hospitaliers ou hospitalo-universitaires effectuant une activité libérale au sein d'un SPH devraient connaitre et appliquer scrupuleusement…

a. Le Code de la santé publique (CSP).

- Articles L.1162-14-1 (sanctions), L 1111-3 (information des usagers), L 1233-2, L 1234-3, L 1242-2 (activités exclues de l'activité libérale) ;
- Articles L 6154-1 à L 6154-7 (conditions d'exercice de l'activité libérale).

- *Partie réglementaire* :
    - Articles R 1112-21 et suivants, R 6145-25 (exercice de l'activité libérale), R 6154-1 à R
- 6154-10 (redevances) ;
    - Articles D 6154-10-1 à D 6154-10-3 (redevances) et D 6154-15 et suivants (commission d'activité libérale).

b. Code de la sécurité sociale (CSS).

- Article L 162-26

Arrêtés.

- Arrêté du 15 mai 2008 fixant la liste des actes mentionnés au deuxième alinéa du 3° de l'article D. 6154-10-3 du code de la santé publique.
- Arrêté du 2 octobre 2008 fixant le seuil prévu à l'article L 1111-3.

Circulaires.

- Circulaire n° DH/AF3/2000/280 du 25 mai 2000 relative à l'assujettissement à la taxe sur la valeur ajoutée (TVA) de certaines prestations offertes par les établissements de santé ;
- Circulaire DHOS/F4/M2/DGCP/6B N°2001-561 du 26 novembre 2001 relative à l'application des dispositions relatives à l'activité libérale dans les établissements publics de santé pour le recouvrement des honoraires des praticiens ;
- Circulaire DHOS/M2 n° 2005-469 du 14 octobre 2005 relative au contrôle de l'activité libérale ;
- Circulaire DHOS/M3 n° 2008-313 du 16 octobre 2008 relative à l'application des décrets
- N°2008-464 du 15 mai 2008 et n° 2008-1060 du 14 octobre 2008 relatifs à la redevance due à l'hôpital par les praticiens statutaires à temps plein exerçant

une activité libérale dans les établissements publics de santé.

- Convention nationale organisant les rapports entre les médecins libéraux et l'assurance maladie approuvée par arrêté du 3 février 2005 et ses avenants.

Le dernier texte paru est le Décret n° 2022-133 du 5 février 2022 relatif à l'activité libérale des praticiens dans les EPS.

2. Modalités d'exercice de l'activité libérale dans les EPS.

Les praticiens statutaires exerçant à temps plein sont autorisés à exercer une activité libérale dans l'établissement public de santé où ils sont nommés (art. L.6154-2 du CSP), dès lors que **l'intérêt du service public hospitalier n'y fait pas obstacle**. Ils doivent à cet effet conclure un contrat d'activité libérale, le bon déroulement de cette activité étant soumis au contrôle d'une commission d'activité libérale.

2.1. **Le contrat d'activité libérale** (articles R.6154-4 et suivants du CSP)

Ce contrat décrit les modalités d'exercice de l'activité libérale ; il est conclu entre le praticien concerné et l'établissement public de santé (EPS), sur la base du contrat type prévu par l'article R.6154-4 - annexe 61-2 du CSP. Il doit être approuvé par le directeur de l'agence régionale de Santé après avis du conseil d'administration et de la commission médicale d'établissement (article R.6154-5 du CSP), pour une durée de 5 ans renouvelable.

L'approbation vaut autorisation d'exercice de l'activité libérale. Cette autorisation peut être suspendue ou retirée par le directeur de l'agence régionale d'hospitalisation, après avis ou sur proposition de la commission d'activité libérale, lorsque le praticien méconnait ses obligations.

2.2. La commission de l'activité libérale

Dans chaque EPS où s'exerce une activité libérale, une commission de l'activité libérale doit veiller au bon déroulement de cette activité : respect des dispositions législatives et règlementaires et des stipulations des contrats des praticiens (cf. articles R.6154-11 et suivants et D6154-15 et suivants du CSP).

3. Activités concernées

L'activité libérale peut concerner les consultations externes, les actes médico-techniques et les soins en hospitalisation (article L 6154-2 du CSP). Toutefois :

Le praticien hospitalier qui exerce une activité libérale doit exercer **personnellement et à titre principal une activité de même nature dans le secteur hospitalier public ;**

La durée de l'activité libérale ne doit pas dépasser 20 % de la durée du service hospitalier hebdomadaire à laquelle sont astreints les praticiens ; les périodes, demi-périodes ou fraction de temps correspondant à l'activité libérale doivent être clairement identifiées dans le tableau de service nominatif ;

Le nombre de consultations et le volume d'actes effectués au titre de l'activité libérale doivent être inférieurs au nombre de consultations et au volume d'actes effectués au titre de l'activité publique. Le volume des actes correspond, selon le cas, aux coefficients affectés aux lettres-clés figurant dans la nomenclature générale des actes professionnelles (NGAP) ou à la valorisation tarifaire des actes codés par la classification commune des actes médicaux (CCAM).

Sont exclus de l'activité libérale et ne peuvent donner lieu à rémunération à l'acte : les prélèvements d'organes (article L 1233-2 du CSP) ; les greffes d'organes (article L 1234-3) ; les prélèvements de tissus en vue de dons (article L 1242-2 du CSP) ; les activités de recueil, traitement, conservation et cession de gamètes (article L 1244-5 du CSP).

Enfin, « ***aucun lit ni aucune installation médico-technique ne doit être réservé à l'exercice de l'activité libérale.***

4. Conditions d'accès aux soins exercés dans le cadre de l'activité libérale

Les patients peuvent demander à être soignés ou hospitalisés dans le cadre de l'activité libérale d'un praticien statutaire exerçant à temps plein. Celui-ci doit respecter les obligations prévues notamment à l'article L.1111-3 du CSP qui comprend :

- Une **Information écrite préalable du patient** sur le tarif des actes effectués, le montant du dépassement éventuel et les conditions de leur remboursement par l'assurance maladie. Cette information doit également être fournie lorsque des actes hors nomenclature ont réalisés ;
- Un **Affichage, de façon visible et lisible** (dans la salle d'attente ou à défaut dans le lieu d'exercice), des tarifs des honoraires pratiqués, dépassements éventuels compris.

Le praticien est également tenu de fixer ses honoraires avec tact et mesure (article R.4127-53 du CSP).

En cas d'hospitalisation, si le patient souhaite être traité en secteur libéral, il doit formuler cette option par écrit, dès son entrée, après avoir pris connaissance des conditions particulières qu'implique son choix. A défaut, la responsabilité de l'établissement peut être mise en cause.

Le dossier d'admission est constitué dans les mêmes conditions que celles applicables aux admissions dans le secteur public. Les frais d'hospitalisation sont également calculés et valorisés selon les mêmes modalités, le praticien encaissant ses honoraires en sus.

À noter :

- **Aucun patient ne peut être transféré** du secteur d'activité libérale d'un praticien hospitalier s'il a été admis au titre du secteur public et inversement, sauf demande motivée du patient (ou de ses ayants droit) et après avis du chef de service (article R.1112-23 du CSP).
- **Pour les bénéficiaires de la CMU complémentaire** les médecins doivent appliquer le tarif de remboursement de l'assurance maladie.

5. Modalités d'encaissement des honoraires du praticien

Les praticiens exerçant une activité libérale peuvent percevoir leurs honoraires soit directement, soit par l'intermédiaire de l'administration de l'hôpital.

5.1. Directement

Les praticiens doivent transmettre au directeur de l'hôpital un état récapitulatif de leur activité libérale, cet état devant faire figurer au regard de chaque acte (lettres-clés de la NGAP ou code regroupement de la CCAM) ou consultation, les honoraires correspondants et le cas échéant les dépassements.

5.2. Par l'intermédiaire de l'administration de l'hôpital

Dans ce cas, les sommes sont encaissées par le régisseur de l'établissement qui les enregistre sur un quittancier particulier et les reverse au comptable du trésor aux fins de comptabilisation sur le compte « Comptes individuels des praticiens ».

5.3. Pour les patients assurés sociaux

Le praticien doit établir une feuille de soins et y porter la cotation des actes réalisés et l'intégralité des honoraires demandés.

- **Si le patient a réglé la totalité de ses soins,** le praticien (ou l'établissement si l'encaissement a été effectué par son intermédiaire) lui remet la feuille de soins, à charge pour lui d'en demander le remboursement à l'assurance maladie.
- **Si le patient a été dispensé de l'avance des frais,** le praticien (ou l'établissement si l'encaissement a été effectué par son intermédiaire) transmet la feuille de soins à l'organisme gestionnaire dont dépend le patient. Les éventuels dépassements d'honoraires restent à la charge du patient ou de son organisme complémentaire.

Parallèlement, tous les 6 mois, **les organismes d'assurance maladie communiquent** au directeur de l'établissement et au président de la commission d'activité libérale, les informations sur les honoraires, le nombre et le volume des actes effectués par les praticiens concernés (article L. 6154-3 du CSP).

6. La redevance due à l'hôpital par les praticiens hospitaliers à temps plein exerçant une activité libérale dans les EPS

6.1. Actes soumis à redevance

En contrepartie du service rendu par l'établissement au praticien, autorisé à percevoir une rémunération à l'acte tout en bénéficiant des installations et du personnel de l'EPS, l'activité libérale donne lieu au versement d'une redevance (article L. 6154-3 du CSP). Cette redevance, assujettie à la TVA de 19,6%, est fixée en pourcentage des honoraires perçus par le praticien, dépassements éventuels compris (article D.6154-10-1 du CSP). Ce pourcentage est égal (article D. 6154-10-3 du CSP) : pour les consultations, à 16 % pour les centres hospitaliers universitaires,15 % pour les centres hospitaliers : décisions du Conseil d'État n°293229 et 293254.

6.2. Calcul de la redevance

La redevance est calculée par l'administration de l'hôpital, toutes taxes comprises, sur la base des états récapitulatifs établis par les praticiens. Son paiement est trimestriel. Son montant, hors taxe, est imputé sur le compte budgétaire 7531 "retenues et versements sur activité libérale", la TVA n'étant pas une recette budgétaire.

6.3. Actes non soumis à redevance :

Ne sont pas soumis à redevance les examens dont la tarification dissocie la prestation intellectuelle des frais de fonctionnement de l'appareil (scanner, IRM, TEP-scan).

7. En résumé

L'activité libérale dans les hôpitaux publics est régulièrement discutée et le nombre de textes réglementaires est là pour témoigner des questions qu'elle soulève. Les excès de perception par quelques chirurgiens sont mis en exergue dans la presse et doivent être dénoncés ; ils traduisent des déviances qui ne correspondent pas à la dimension éthique de notre exercice. A titre d'exemple un PU-PH a été condamné à un mois de suspension de son activité libérale par le directeur de l'ARS après avoir déclaré des honoraires de 640000€ sur une année d'exercice… enfin et surtout les conditions techniques prévues par les textes (affichage des prix des actes, consultations, montants des honoraires) ne sont pas toujours correctement pratiquées.

8. L'activité privée en secteur libéral

8.1 Éthique et entreprise libérale

Peut-on parler vraiment « d'éthique » dans les objectifs d'une entreprise libérale ? *« Depuis le retentissant échec économique, culturel, social et environnemental des économies planifiées, depuis la chute du mur de Berlin et la mutation économique de la Chine, l'économie de marché est devenue le modèle dominant, voire exclusif d'organisation de nos sociétés »* (Jean Tirole Prix Nobel d'économie 2014 : « Économie du bien commun » PUF 2016).

Qui parle « d'entreprise » sous-entend une soumission impérative à la loi du marché. Celle-ci a, de fait, un impératif ***d'efficience*** (rapport qualité/coût), pour atteindre son but fondamental, la recherche d'un profit. Et ceci bien sûr, nécessite que le produit réponde aux besoins d'un maximum de clients, bref qu'il leur soit ***utile.*** Les « chartes éthiques » qui fleurissent çà et là dans les entreprises ont des objectifs parfaitement clairs de ce qu'elles attendent en matière de comportement moral de leurs employés : une « loyauté » vis à vis de leur entreprise et un dévouement favorisant son développement.

La problématique séparant questionnement éthique et pratiques utilitaires n'en finit pas de traverser notre époque moderne et post-moderne, et même si de nombreux auteurs s'intéressent aux « limites morales du marché » (Michael SANDEL : *Ce que l'argent ne saurait acheter : les limites morales du marché,* Seuil 2014), il s'agit surtout de la morale au regard du bien commun (*éthique « utilitaire »)* et beaucoup moins au regard de la « dignité humaine » (*éthique déontologique*), concept quelque peu absent de l'économie de marché.

Ce transfert de champ d'une question de nature philosophique : *qu'est-ce qui donne du sens à l'existence humaine ?* est le fondement du questionnement propre à l'éthique, et appelle une réponse plutôt fonctionnelle : *le sens de la vie réside dans son utilité, c'est à dire répondre à des besoins.*), et n'est pas sans conséquence dans le domaine **médical**, et par extension, dans celui de la **santé** (domaines proches, mais non confondus).

8.2 Un virage incontestable a été pris en France en 2008…

Par l'adoption de la loi HPST (loi BACHELOT), loi « fondatrice » aux dires même de ses auteurs, et précédée d'une annonce volontairement provocatrice du Président de la république Nicolas SARKOZY, lors d'un discours à Neufchâteau, le 17avril 2008, *« La gouvernance de* *l'hôpital public doit être réformée. Alors là on arrive dans le dur et pourtant, c'est si facile à comprendre. Il faut à l'hôpital public un patron et un seul, excusez-moi. Ce patron, c'est le directeur. »* Tout était dit : d'une gouvernance médicale soumise à une éthique des soins, l'hôpital, mais bientôt tout le système de santé, par la « Loi de modernisation du système de santé » de Marisol Touraine, qui suivra en 2016, sera soumis de force aux règles de l'économie de marché, et par là même... à ses critiques et ses ambiguïtés.

8.3. Plus de 99 % des médecins libéraux sont conventionnés...

Car ils ont passé un accord avec l'assurance maladie, ce qui permet aux assurés qui les consultent d'être remboursés sur la base des tarifs opposables. Un médecin en secteur 1 est un médecin qui applique les tarifs opposables. Il ne peut facturer de dépassements d'honoraires qu'à titre exceptionnel, en cas d'une exigence particulière du patient ou en cas de soins non coordonnés. En contrepartie, une partie de ses cotisations sociales est prise en charge par l'assurance maladie.

Un médecin en secteur 2 fixe lui-même ses tarifs (ces praticiens sont cependant tenus au respect des tarifs opposables pour leurs patients bénéficiaires de la complémentaire santé solidaire. C'est avec « tact et mesure », et sous le contrôle des instances de l'ordre des médecins, que peuvent être pratiqués des dépassements d'honoraires par les médecins conventionnés qu'ils soient de secteur 1 ou 2. Face au nombre important de médecins ayant choisi le secteur 2, **celui-ci a été restreint en 1990** aux anciens chefs de clinique qui s'installent pour la 1ère fois en libéral. Aujourd'hui, il faut disposer d'un certain nombre de titres pour pouvoir prétendre exercer en secteur 2. Depuis le début des années 2000, la part des médecins de secteur 2 s'accroît de nouveau, **notamment dans les spécialités chirurgicales.**

En 2013, en application de l'avenant 8 à la convention médicale conclue en octobre 2012, les médecins pratiquant des honoraires libres et souscrivant à un contrat d'accès aux soins (CAS) s'engagent à geler les dépassements d'honoraires et à maintenir à minima la part de l'activité réalisée à tarifs opposables.

En contrepartie, l'assurance maladie prend notamment en charge partiellement leurs cotisations sociales et améliore le remboursement des frais de soins.

En 2016, 8 761 médecins de secteur 2 ont souscrit à un contrat d'accès aux soins, soit 28 % des médecins de secteur 2.

La convention médicale de 2016 a légèrement modifié les règles et le nom du dispositif. Désormais, est offerte une option pour l'ensemble des médecins de secteur 2 : l'Option Pratique tarifaire maitrisée (Optam).

Les chirurgiens et les obstétriciens se voient proposer une option spécialement conçue pour eux, l'Optam-CO. Ce nouveau dispositif consiste à encourager les médecins de secteur 2 à stabiliser leurs tarifs et à facturer davantage aux tarifs opposables ; en contrepartie, ces médecins bénéficient des tarifs de remboursement de leurs actes alignés sur ceux des médecins exerçant en secteur 1 (permettant à leurs patients de bénéficier d'un meilleur niveau de remboursement) et d'une valorisation de l'activité réalisée aux tarifs opposables (sans dépassements). Ce dispositif est entré en vigueur en 2017.

9. En Résumé

Le secteur libéral pose autant de problème que l'activité libérale en EPS. L'Optam n'a pas freiné le nombre de spécialistes en secteur 2 qui augmente régulièrement en particulier dans les spécialités chirurgicales.

En conclusions

Que ce soit dans les EPS ou dans le secteur privé la notion de paiement à l'acte soulève actuellement des problèmes éthiques ; la limitation des remboursements par la SS et les mutuelles contribuent à générer la notion de chirurgie à deux vitesses …

Analyse des comportements éthiques en chirurgie orthopédique adulte

Laurent SEDEL

À une dame qui lui demandait un article sur la littérature et la question éthique, Maurice Blanchot lui avait répondu : « A nouveau, à nouveau me disais-je. Non pas que j'ai la prétention d'avoir épuisé un sujet inépuisable, mais au contraire avec la certitude qu'un tel sujet me revient parce qu'il est intraitable »

À Henry Coudane qui me demande d'écrire un texte sur éthique et chirurgie, j'ai envie de répondre de façon identique : c'est intraitable. Alors essayons !

La première question est la morale : éthique et morale : sujet majeur qui reste un sujet sur lequel des générations de lycéens se sont cassé la nénette. Sujet aussi redondant parmi les philosophes : Paul Ricœur en donne des définitions assez claires : « La morale trace les contours de l'interdit, du prescrit et du permis. L'éthique, quant à elle, désigne le registre de l'intention personnelle et de l'interprétation des règles ».

Fort de mes études lycéennes j'avais gardé cette idée que la Morale est universelle et représente ces interdits qui permettent à l'humain de vivre en société : tu ne tueras point, tu ne commettras pas l'inceste, le vol, l'atteinte à autrui sous quelque forme que ce soit. La Morale a été étendue par les différentes religions et leurs officiants auto-proclamés. Il y a eu les interdits alimentaires bien connus mais parfois différents d'une religion à l'autre, les interdits vestimentaires, les codes de vie en société, les rites auxquels le croyant doit se conformer s'il veut se rapprocher de Dieu : la croix en sautoir, la kippa, le voile islamique.

Tous ces signes qui vous font immédiatement repérer comme appartenant à une communauté, avec son corollaire fantasmé : l'autre, l'ennemi n'est pas loin. Pour un incroyant, il reste le respect de l'autre et les grands interdits ainsi que les lois permettant la vie en société qui se résume en cette maxime « d'or » : « ne fais pas à autrui ce que tu ne voudrais pas qu'on te fasse ». L'éthique a toujours été pour moi plus perverse : c'est le comportement moral par rapport à son environnement, son patron, ses employés, son milieu.

Pour Spinoza, si on parvient à suivre son raisonnement très mathématique, il démontre en réalité que Dieu n'existe pas, la nature est Dieu. L'éthique, telle que Spinoza la développe, vise la "vie bonne" : il ne s'agit pas seulement de "faire le bien", il s'agit aussi "d'être bien". Ainsi la fin, que vise l'éthique, est ce que Spinoza appelle la liberté et la « béatitude ». Dieu autrement dit une substance consistant en une infinité d'attributs dont chacun exprime une essence éternelle et infinie existe nécessairement. Or si Dieu n'est autre chose que la Nature, il n'y a en fait pas de Dieu. Dieu n'est qu'un nom donné à la Nature, et il n'y a pas de Dieu transcendant (extérieur et supérieur) à celle-ci.

Si j'ai bien compris Spinoza, il préfère remplacer la morale régulièrement rattachée à une religion, donc à Dieu, par l'éthique qui serait pour lui plus universelle et qui lui permet de se passer de Dieu qui jusqu'alors monopolisait la Morale. Pour Spinoza cette éthique devait sans doute lui permettre d'éviter le blasphème en un temps ou nier l'existence de Dieu pouvait vous conduire au gibet. Pour un agnostique, laïque comme moi, cette démarche me paraît bien artificielle, même si elle est utilitaire en ce qui concerne sa propre survie. L'homme sans Dieu a-t-il les mêmes interdits ? Oui bien sûr, même s'il ne craint plus le châtiment divin, il cherche le respect des autres, l'assentiment et évite l'opprobre qui pourrait entacher son image. L'image de soi a remplacé le jugement divin. Il respecte donc les mêmes interdits simplement parce qu'il doit se comporter en homme au milieu de ses semblables. Étant fils de déporté, une question m'a longtemps tarabusté sans que j'y trouve une réponse. La question est celle-ci : le commandant du camp d'Auschwitz, Rudolf Hess avait-il une morale et une éthique ? Sur le plan moral la réponse est non : son activité consistant à tuer le plus d'individus innocents possibles dans ses chambres à gaz, puis en les brûlant dans les crematoriums faisant ainsi disparaître leurs corps, donc la preuve du délit, selon une morale universelle à laquelle il devait tout de même adhérer un peu.

Mais son éthique était intacte : il était là sur ordre, avait une mission bien établie : se débarrasser au plus vite de populations qui faisaient du tort à la race aryenne ; les juifs, les gitans, les fous, les homosexuels. Il était d'autant plus apprécié de sa hiérarchie qu'il effectuait sa mission au mieux. Il devait sans doute se targuer d'effectuer sa mission avec humanité : par rapport aux einsatzgruppen qui tuaient les juifs de façon désordonnée, les faisant creuser eux-mêmes leur tombe avant de les tuer d'une balle dans la tête. Rudolf Hess, lui, avait imaginé à la suite d'Eichmann ce système techniquement amélioré, fruit d'un travail de recherche important : les humains qui avaient passé cette fameuse sélection du mauvais côté étaient orientés vers des douches qui les tuaient. Ils ne s'en rendaient pas compte. Ils pensaient enfin pouvoir se laver après ce pénible et long voyage dans des wagons à bestiaux avant l'arrivée du gaz

Zyclon B. Le commandant du camp devait s'en vanter lors des briefings avec sa hiérarchie. Au-delà du rendement de sa technique, elle permettait de tuer beaucoup de gens qui ne se rendaient compte de rien, ou au pire, aux derniers moments de ce qui pouvait arriver. Pour moi il avait son éthique intacte.

Dans un récent article du monde (23/11/2023), je trouve un long papier sur l'éthique en équipe ou comment le centre d'éthique clinique de l'hôpital Cochin fonctionne. Les problèmes qui lui sont posés sont essentiellement liés à la fin de vie : faut-il encore réanimer, ou laisser le patient mourir : problèmes de coma, de neurologues, de fin de vie assistée. Dans ces cas le travail en équipe permet surtout aux médecins de ne pas rester seuls face à l'angoisse des familles, face à ses propres interrogations. C'est essentiel bien sûr, mais cela ne correspond que rarement aux questions posées à des chirurgiens.

Mais revenons au chirurgien qui, selon la définition classique des mots croisés, « tranche sur les autres ». Je m'aperçois que, chers collègues, vous êtes nombreux à vous intéresser à cette question de l'éthique dans nos pratiques : Alain Charles Masquelet, Jean Dubrana dans un remarquable échange avec son doyen qui lui reproche ses conflits d'intérêts là où il n'y a qu'intérêts partagés, et Henry Coudane, notre maitre en médecine légale. Au passage Jean Dubousset raconte à travers sa large expérience cette très difficile relation avec l'enfant et les parents auxquels il faut annoncer l'existence d'une tumeur maligne, des sacrifices qu'il va falloir consentir et d'une issue incertaine. Ce numéro spécial du BOF numéro 82 publié en octobre 2017 consacré à l'éthique en Chirurgie est un must qui devrait être conseillé à tout jeune collègue. J'ai vu aussi avec intérêt la thèse de Michel Caillol « Dieu n'est pas chirurgien ».

En lisant ces différents propos, je questionne : est-ce bien utile de se focaliser sur l'éthique ? N'est-il pas préférable d'apprendre au jeune collègue à bien faire son métier ce qui va comporter différents chapitres : parler au patient, écouter sa demande, faire un diagnostic , proposer un traitement qui en l'occurrence sera une opération , choisir la meilleure tactique en (règle celle que l'on connait), sélectionner un implant si sa pose fait partie de la stratégie, suivre ensuite l'opéré pour évaluer son travail et éventuellement des défauts qui serviront ensuite à proposer des innovations, se poser des questions plus fondamentales et aller vers les chercheurs pour essayer de comprendre ce que l'on fait. Et au passage, en cas de mauvais résultats, avoir le courage d'expliquer pourquoi le résultat attendu n'est pas là voire parfois admettre son ignorance.

Voilà résumé ce qu'un jeune chirurgien doit intégrer pour être éthique.

Cet acte invasif, a priori condamnable puisqu'il s'attaque à l'intégrité de l'humain est immoral au sens strict. L'acte chirurgical est un acte transgressif. Il me revient une histoire vécue qui permet de poser ce problème de l'acte chirurgical transgressif : je faisais une prothèse de hanche aidé comme il est habituel par un interne et un externe. Ce jour-là l'externe était une toute jeune femme pour qui c'était la première expérience au bloc opératoire. Elle avait été formée au lavage des mains, à l'habillage stérile et assistait comme il est de règle. Après quelques minutes d'intervention je luxe la hanche par en arrière, geste ô combien répétitif que l'on réalise sans y penser. Et l'externe de fondre en larmes : en criant « mais c'est horrible ce que vous faites là ». Je me souviens que toute l'équipe, Ibode, aide opératoire et même l'équipe d'anesthésistes ont été tétanisés un court instant, réalisant tout d'un coup que cette luxation de la hanche exposant l'articulation était un temps assez brutal que permettait l'anesthésie profonde du sujet qui lui ne sentait rien. J'ai proposé à l'externe de quitter la zone opératoire pour prendre un remontant en lui recommandant cependant de bien vouloir revenir pour dépasser cet instant formateur.

Cet acte chirurgical, véritable transgression est généralement utile pour l'opéré, ce qui le justifie. L'acte chirurgical sert à lui sauver la vie, lui améliorer la fonction, lui supprimer des douleurs, lui rendre la vie agréable. Le travail du chirurgien est altruiste. L'éthique de son travail l'est d'autant plus que le résultat de son acte est bon. Quelle satisfaction ai-je éprouvée encore récemment en voyant un patient opéré à l'âge de 25 ans pour des nécroses de hanche. 36 ans plus tard après des prothèses en céramique bilatérales il mène une vie parfaitement normale, il m'explique qu'il a participé à l'automatisation de la ligne 4 du métro parisien : succès individuel et aussi pour la société dont il fait profiter ses compétences. « Non nocere » clamaient les anciens. Certes le chirurgien ne doit pas nuire, il doit peser les indications ce qui revient en permanence à analyser le rapport bénéfices /risques qui sous-tend toute démarche éthique chez le chirurgien.

S'il y a échec, complications, résultat insuffisant : peut-on encore dire que son éthique est préservée ? Si nous vivons mal l'échec ou les complications, c'est bien parce que notre éthique est ainsi mise en cause devant un résultat insuffisant. D'où la nécessité absolue pour un chirurgien de faire son possible pour éviter l'échec, les complications : faire très bien. Son éthique sera finalement exprimée en pourcentage. Si les complications ou évènements indésirables sont dans la norme : 1% d'infection par exemple, pourrait-il se satisfaire en se considérant dans la norme ? Ou bien restera-t-il dans la faute ?

Bien sûr le chirurgien doit avoir une attitude morale, respecter comme tout médecin les principes d'Hippocrate auquel il a dû prêter serment : ne pas solliciter des avantages sexuels, taire les secrets dont il aura pu avoir connaissance, ne pas demander un dû supérieur au prix de sa prestation. Pour arriver à opérer sans se laisser envahir par le coté transgressif de son acte , il a besoin d'être aidé : d'abord par la qualité et la rigueur de sa formation , très bien connaitre l'anatomie , avoir su poser une indication , fruit de sa connaissance de la maladie , de cas équivalents qu'il a pu traiter , connaitre les attitudes de confrères dans les mêmes circonstances, demander un avis à un plus ancien, lire des articles et savoir passer la main si on ne se sent pas en mesure de réaliser l'acte avec toute la qualité requise . D'abord en aidant un plus expérimenté, puis en prenant les outils sous le contrôle d'un enseignant progressivement, en ambiance hospitalière prendre les rênes sous la protection voisine d'un plus ancien qui saurait venir à la rescousse en cas de problème. Le défaut d'éthique étant alors de ne pas bien anticiper le problème, de se lancer sans avoir tous les éléments, de tenter de faire l'hémostase d'un gros vaisseau, aggravant alors la situation, alors que l'appel d'un collègue chirurgien vasculaire aurait été plus efficace. Parmi les qualités nécessaires, le public, incompétent, cite souvent l'adresse, en réalité bien peu utile ; je mettrais plutôt en avant des qualités comme le sang-froid, la possibilité de prendre du recul pour bien analyser une situation, de savoir mettre son ego sous le tapis en appelant un plus vieux ou un plus spécialisé dans le problème. Pour parvenir à la distanciation nécessaire entre l'humain et l'acte invasif, ce que j'appelle la « chosification » de l'opéré est très utile. Le rite chirurgical permet en réalité de chosifier le patient qui devient alors l'organe à enlever, la tumeur, l'articulation à remplacer. C'est d'ailleurs une des raisons du badigeonnage, de la pose des champs opératoires, qui assurant la stérilité indispensable permet aussi de créer une barrière qui délimite le champ opératoire, réalisant une barrière entre l'humain et l'opérateur. S'il doit chosifier le patient pour passer à l'acte, il doit à contrario engager avec lui un dialogue. Comme l'écrivent très bien Masquelet ou Dubousset, ce dialogue doit être exigeant c'est-à-dire à double sens. Au début il faut déjà se mettre au niveau du patient : quel niveau d'étude, quelle langue maitrise-t-il ? Ensuite lui expliquer le diagnostic, le traitement avec ses mots au maximum, sans tomber dans les images scabreuses : « on va vous changer une durite ? » et sans charger l'opérateur précédent s'il s'agit d'une reprise : éviter de la jouer garagiste ou dentiste : « mais qui vous a fait cela ? » en levant des yeux au ciel. Même si, comme je l'ai dit souvent, la confraternité doit s'arrêter à l'association de malfaiteurs. Ce dialogue, j'en ai abondamment parlé dans mon livre : « chirurgiens au bord de la crise de nerfs », ne doit pas être uniquement médical, il doit prendre en compte les attentes du patient dans tous les sens du terme. L'attente justement ; un réel problème de dialogue ente l'équipe soignante et le patient. L'attente est acceptable si la longueur du délai est bien expliquée. En hospitalisation, le manque d'une cuillère, d'une couverture, d'une explication sont souvent très mal vécus alors que la solution en est simple.

Il doit aussi permettre au patient de patienter : aux urgences, celui qui voit passer une kyrielle de blouses blanches, ne comprend pas pourquoi après 6 heures, il n'a toujours pas été vu par un médecin. L'explication doit être franche, argumentée ; le pire est de le faire patienter dans un coin sans rien lui dire. Si le chirurgien doit normalement chosifier le patient lorsqu'il l'opère, ce devient une attitude répréhensible, mais si fréquente devant un patient qui attend sans explications. Il existe différents instants difficiles dans la vie d'un chirurgien. L'attitude préférable n'est pas la fuite, mais le dialogue. Comment expliquer qu'il y a eu un problème lors de l'opération, qu'il faut la reprendre ? Il n'y a qu'une réponse : dire les choses, ne rien cacher, prendre le temps d'expliquer ce qui s'est produit, la suite d'évènements à l'origine de l'accident et le dire le plus clairement possible. Si le dialogue est habituellement facile, il peut, avec certains, être plus difficile : l'ingénieur qui pense que tout peut être résolu, l'enseignant qui croit qu'on lui cache quelque chose, le religieux qui croit avant tout en Dieu, celui qui féru d'internet et de réseaux sociaux va exiger telle prothèse, telle voie d'abord. Il faut répondre à tout cela : et faire ce qu'on sait faire sans entrer dans des effets de mode. Depuis quelques années, le souci d'encadrement de ces étapes a conduit à certaines contraintes qui viennent interférer avec l'éthique. Cela devient l'éthique de celui qui pond ces directives, ces formulaires d'informations au patient, ces obligations d'instruire le futur opéré de tous les risques que comporte l'opération proposée. En cas de survenue de l'évènement, le chirurgien sera condamné non pas sur le défaut de l'acte, mais sur sa capacité à avoir fait signer le patient, censé avoir été informé de ce risque précis. Juges et assureurs voient leur travail ainsi facilité. Au passage ils deviennent en quelque sorte complices contre le chirurgien déjà présumé coupable. Le principe de précaution dans la loi depuis 1995 a remplacé une forme d'éthique basée sur la qualité de la formation et l'honnêteté du praticien. Heureusement dans la vraie vie, les patients signent sans lire ces papiers. S'ils les lisent, ils ont peur devant la longue liste de complications connues et donc possibles. Je trouve qu'une information claire et simple est préférable à des documents complets forcément effrayants et donc peu éthiques.

Plutôt que de reprendre les paroles des différents philosophes qu'à cette occasion j'aurai pu faire l'effort de lire, je me résumerai en une seule question : **l'éthique et moi ?** À travers quelques situations de ma vie où j'ai pu être confronté à un problème moral, accusé même parfois, rarement heureusement. Au passage, après avoir lu l'excellent dossier sur l'éthique publié dans le BOF numéro 82, je me fais la réflexion que j'ai le plus souvent agi avec éthique sans le savoir, devenant une sorte de monsieur Jourdain de l'éthique comme il l'était de la Prose.

Jeune interne chez Robert Meary dans les années 72 à Cochin, je me lançai dans la réparation des nerfs sous microscope. Robert Meary, ce patron innovant et remarquable m'avait trouvé les moyens d'acheter un microscope. J'allai donc chez Nachet Rue de la Huchette pour y négocier un microscope de table. J'avais demandé que ce microscope ait un pied que l'on pouvait poser sur une table à bras. En même temps il devait être démontable pour pouvoir être stérilisé avec son pied. Il y avait donc à Cochin une boite intitulée « microscope Sedel ». Quelle ne fut pas ma surprise lorsqu'un jour une panseuse m'avouât que le bruit courait que je travaillais pour la maison Nachet et que j'étais rémunéré en conséquence. Jeune alors j'ai été très choqué de cette rumeur sans fondement.

Plus tard, rapportant dans un congrès à Toulouse les résultats des prothèses de hanche avec couple céramique chez les sujets jeunes devant une assemblée forte de quelques centaines de collègues, l'un deux se lève et m'attaque violemment sur le thème *« il est plus rémunérateur d'implanter des prothèses de la marque en question que de se battre pour conserver l'articulation naturelle ».* De la salle était monté un murmure de désapprobation. Ceux qui me connaissent savent bien que tous ces jeunes opérés, souvent guéris d'une leucémie, ou d'un traumatisme violent de la hanche, d'une infection du nouveau-né, d'une malformation complexe tiraient un large bénéfice de mon opération. Les prothèses à la création desquelles nous avions participé, donnaient de remarquables résultats qui se maintiennent d'ailleurs après plus de 30 ans. Et puis, je n'avais aucun intérêt financier particulier à poser ces prothèses. D'autres débats techniques dans lesquels j'étais impliqué ont porté sur les choix stratégiques. Je pense que ces débats techniques relevaient en réalité de l'éthique. J'en évoquerai un : le traitement des fractures complexes du cotyle. Quelle belle opération que l'ostéosynthèse d'une fracture du cotyle ! L'analyse des lésions telles que décrites par Émile Letournel, puis le choix de la voie d'abord, puis cette opération : large voie d'abord, dissection des vaisseaux en avant, du nerf sciatique en arrière, ostéosynthèse en évitant qu'une vis ne viennent pénétrer l'articulation. A la fin cette satisfaction du chirurgien devant la belle radiographie.

Ayant beaucoup pratiqué cette intervention, j'avais noté comme d'autres que les résultats n'étaient pas toujours à la hauteur. Souvent une fonction moyenne quand il n'y a pas eu une véritable complication : infection, paralysie sciatique, ossifications conduisant à une prothèse de hanche souvent dans de mauvaises conditions.

J'avais eu comme d'autres cette expérience ; je me souviens d'un de mes premiers malades chez qui j'avais réalisé une ostéosynthèse des deux colonnes, avec un bon résultat. Je l'ai suivi pendant plus de 20 ans pour finir par lui mettre une prothèse. « Je n'ai jamais été si bien me disait cet accordéoniste sur les « bateaux mouches » qui se vantait de ses succès féminins lors de son travail ».

Après une énième ostéosynthèse qui se solde par une prothèse chez une jeune femme, je me décide d'éviter l'ostéosynthèse. Ceci ne concerne pas les fractures limitées sur hanche instable, mais dans la majorité des fractures complexes. Attendre quelques semaines puis proposer une prothèse si la fonction est sévèrement compromise. Nous avons pu traiter les fractures par prothèse avec de meilleurs résultats lorsqu'il n'y avait pas eu au préalable une ostéosynthèse. Cela continue à choquer les spécialistes des fractures du cotyle. Ma démarche privilégiant le résultat fonctionnel chez le patient plutôt que la satisfaction du chirurgien devant une « belle opération » me paraît un modèle d'attitude éthique.

1. Le chirurgien et l'image de soi du malade

Il est de nombreuses situations, surtout en chirurgie plastique, ou le patient vient demander une correction de son image ; il ne souffre pas, sa seule demande est esthétique : il se trouve laid, petit, insuffisamment fourni là ou là ; Comment le chirurgien doit-il se comporter, doit-il toujours répondre à la demande ? Corriger le nez, refaire les seins, allonger les membres ? Il s'agit d'un domaine très difficile dans lequel je n'entrerai pas, même si à titre personnel j'ai toujours refusé les demandes qui me paraissaient relever plus du psychiatre que de ma discipline. Allonger les membres pour un petit : quand on sait les difficultés chirurgicales, les suites longues et douloureuses et incertaines de ces opérations, comment répondre ? Je me souviens d'un patient qui avait été opéré des deux membres inférieurs par allongement des tibias. Il était en pseudarthrose infectée d'un côté et non consolidé de l'autre ; il entre en fauteuil roulant dans le cabinet de consultation. Je l'examine. Les interventions ont plus de deux ans. Je finis par conclure que le seul moyen d'arriver à le faire remarcher serait sans doute de le raccourcir des deux côtés pour permettre une consolidation de ses tibias. Il est ressorti furieux. On sait aussi que la demande est uniquement psychologique. La moindre des choses est de prendre avis d'un psychiatre, d'un groupe équivalent : je pense aux transsexuels désireux de prendre l'aspect du sexe qu'ils souhaitent. Il faut reconnaitre que ces avis ne nous aident pas vraiment pour prendre la décision et que souvent on finira par adopter la démarche du demandeur.

2. Rémunération de l'acte chirurgical

Toute peine mérite salaire, le salaire doit être proportionnel à la difficulté du métier, au temps passé pour la formation. Il doit être perçu comme juste par le prestataire comme par le patient. Je me suis souvent exprimé sur le sujet du secteur privé à l'hôpital public qui reste un vrai débat. Hippocrate nous dit, et tout médecin prête ce serment : *« Je donnerai mes soins à l'indigent et à quiconque me les demandera. Je ne me laisserai pas influencer par la soif du gain ou la recherche de la gloire ».* Tout est dit et dans une ambiance hospitalière publique, ce serment est appliqué et, j'espère, appliqué facilement. Salarié, il reste que le montant du salaire doit être bien perçu comme juste. L'est-il ? dans une interview que j'avais donné au journal le Monde il y a quelques 40 ans, lorsqu'à l'arrivée de François Mitterrand au pouvoir, il était question de supprimer le secteur privé hospitalier, j'avais dit qu'il fallait de la justice dans les rémunérations des acteurs hospitaliers. Et qu'un chirurgien, vues ses heures de présence, ses contraintes diverses, les gardes, et ses responsabilités immédiates devait gagner plus qu'un rhumatologue ou qu'un dermatologue. Marcel Francis Khan, éminent rhumatologue parisien m'avait répondu qu'il était dans son bureau à 8 heures le matin et qu'il ne comprenait pas mon propos. En réalité, l'idéal pour moi reste le salariat mais à un niveau correct. Je prends souvent comme exemple la Mayo Clinic à Rochester USA où les chirurgiens sont salariés avec des contrats négociés au cas par cas. Ils ont divers avantages : accès aux équipements sportifs, 3 à 4 congrès par ans payés par l'hôpital etc… C'était pour moi la configuration idéale. En France nous avons cette sacro-sainte « grille des salaires » : un PUPH touche donc le salaire d'un professeur de faculté avec en sus des émoluments hospitaliers qui ne sont pas pris en compte (ou très partiellement depuis peu) dans leur retraite ; le secteur privé permet dans un cadre strict : celui de la loi Barzach, d'effectuer 10% de son activité en secteur privé avec fixation des honoraires de gré à gré et reversement d'une partie des sommes perçues à l'hôpital m'a toujours paru nécessaire , mais est-ce éthique ? Qui critiquerait Robin des bois : prendre aux riches pour traiter tout le monde y compris les pauvres ? C'est un peu comme cela que j'ai fonctionné pendant ma carrière. Quelques patients fortunés, souhaitant un contact direct, acceptant d'en payer le prix. Ma conscience a toujours été préservée et je n'ai jamais rencontré de patients récriminant devant cette pratique. La plupart des gens comprennent très bien cela dans un monde où le prix à payer représente la qualité, même s'ils se trompent généralement. Je reconnais bien volontiers les limites de cette pratique : les patients présentant des cancers, il est normal que dans les instituts traitant du cancer, les praticiens soient tous salariés avec des niveaux de rémunérations supérieurs.

Pour rester dans ces problèmes de rémunérations, je crois que depuis l'arrivée de la T2A, avec son corollaire : les rentrées d'argent pour l'hôpital sont liées à l'activité, il y a eu de nombreuses dérives, représentées par les examens inutiles et redondants, par les manipulations des nomenclatures, par les rétrocessions d'argent de certaines compagnies pour mettre telle ou telle prothèse. Ce sont ces pratiques qui alourdissent les couts de la santé, qui peuvent pervertir les choix thérapeutiques : combien de matériels qui se sont révélés nocifs ont ainsi été introduits chez des patients en leur ôtant les meilleures chances de guérison ? Et pour finir ne sont pas éthiques.

3. Pour conclure :

Il me semble qu'il failler revenir à quelques notions de base :

D'abord la formation parfaite et exigeante de chirurgiens dont les choix ne doivent reposer que sur des éléments factuels, et pas sur les modes, les espoirs de rémunérations supérieurs, la crainte du judicaire. J'aime beaucoup l'idée du philosophe Comte Sponville qui oppose le bon médecin au médecin bon : Le médecin bon est celui qui pratique son art en cherchant à plaire : sympathique, ouvert aux pratiques grand public : l'homéopathie, les techniques chinoises, les huiles essentielles et toutes les para médecines non validées par l'expérience, mais efficaces parce que plaisantes pour un esprit non éduqué.

Le bon médecin est celui qui travaille bien, qui applique des méthodes confirmées à l'instant où il les décide parfois peu disant, qui accepte de dire qu'il ne sait pas : critère pour moi, excellent, lorsqu'il faut choisir un médecin.

Pour conclure encore : le caractère nocif, dispendieux et pervers des tentatives d'encadrement de la pratique médicale, c'est là qu'à mon sens on retrouve tous les éléments d'une éthique vacillante. Revenir au pouvoir médical tellement décrié parfois, mais si utile lorsqu'il remet au centre l'avis de celui qui sait contre l'avis de celui qui croit savoir. Et l'intelligence artificielle dans tout cela ? L'IA est à la mode. Lorsqu'on a compris qu'elle n'utilise que les données existantes pour prendre des décisions, on perçoit bien comment cette IA est une machine du retour en arrière, une machine à supprimer toute innovation vraie, toute évolution vers un mieux. Comme le principe de précaution, l'IA bloque toute avancée et c'est assez paradoxal, mais cela apparaîtra au fur et à mesure qu'elle sera plus prégnante.

Bibliographie

Laurent Sedel.

- Chirurgien au bord de la crise de nerfs. (Edition Albin Michel 2009
- Il faut sauver les malades. (Edition Albin Michel 2011)
- Résurrections, petite histoire d'un juif français. (Edition l'Harmattan 2022 ; sous le nom de Laurent Geoffroy).

Le Rendez-vous de Brest :
Liens, conflits d'intérêt et éthique en chirurgie [14]

Franck DUBRANA

Il s'agit d'une conversation entre Frédéric D. professeur de chirurgie orthopédique et traumatologique au CHRU de *Brest-Carhaix-Plouguer,* et le Doyen de la faculté de médecine de l'*Université de Bretagne Ponantais* (UBP) le professeur Christian B. Cet échange de mail a eu lieu au début du mois de mai 2017.

Notons, que le Pr Frédéric D. a bénéficié de temps supplémentaire dans la rédaction de ses réponses grâce au pont de l'ascension[15] et d'un étonnant pont supplétif administratif - en plein mois de mai- imposé par la direction, pour le nettoyage annuel du bloc opératoire ! Toutefois, le Pr D. a regretté (en privé), qu'une partie de son temps libre fût occupé par la tenue de plusieurs conseils du directoire, à la suite de la grève de la faim[16]surprise de quatre membres du personnel du bloc opératoire.

---

[14] Par analogie avec le « Rendez-vous de Senlis », pièce de Jean Anouilh (1910-1987) http:/www.la-pleiade.fr/Auteurs/JeanAnouilh

[15] Un pont est un regroupement de jours chômés entièrement payés permettant de limiter le cumul annuel des heures supplémentaires. http://www.lepopulaire.fr/limoges/social/sante/2017/03/23/la-greve-de-la-faim-se-poursuit-au-chu-de-limoges-malgre-des-avancees_12334677.html

[16] Dans l'impossibilité de se faire entendre les syndicalistes français ont depuis peu entreprit un nouveau moyen d'action : la grève de la faim. « *La grève de la faim : Il revêtait évidemment une grande importance puisque lundi 20 mars, quatre agents syndiqués à la CGT et à Sud ont entamé une grève de la faim, pour dénoncer le manque de moyens humains dans l'hôpital.*

Les grévistes exigeaient que le pont férié englobe la semaine comprise entre le premier et le huit mai 2017. Durant ces réunions occultes, les neuf membres du directoire ont débattu de la question suivante : fallait-il faire un forçage alimentaire par sonde nasogastrique aux agents grévistes en les mettant sous tutelle ? Cette proposition administrative n'a pas trouvé d'écho chez les médecins, aucun d'entre eux n'osant signer le certificat médical initial, ni même payer les 160 euros du coût du document.

Quoi qu'il en soit, voici l'échange de mails, entre le Doyen Christian B et le Pr. Frédéric D. Cet échange a été diffusé à l'ensemble de la collectivité universitaire de *Brest-Carhaix-Plouguer* par une source inconnue, dont l'origine semble se situer entre les liens tissés par la nouvelle secrétaire du Doyen et un individu séduisant, mais mystérieux, de l'ambassade équatorienne de Londres.

➢ **Un samedi, pendant le mois de mai 2017…**

– Le Doyen

Cher Frédéric, il semblerait que tu n'aies pas déclaré tes conflits d'intérêts lors de ton dernier cours d'orthopédie. Je te rappelle, que le conseil plénier de l'UFR de Médecine et Sciences de la Santé de Brest a décidé le 26 janvier 2017 que cette déclaration est obligatoire pour tous les enseignants. J'en profite pour te rappeler, que dans la ville d'Irène Frachon, nous nous devons : d'être exemplaires, d'être un modèle de probité, d'être une vitrine pour la France.

Bien amicalement, Christian B.

PS. J'ai mis Irène en copie.

– Frédéric D

Mr le Doyen, cher Christian

Cette absence n'est pas un oubli, mais un choix. J'ai décidé de ne pas respecter la notule réglementaire du conseil facultaire, que certains d'entre nous ont jugé réductrice et de grande pauvreté intellectuelle[17]. Pour t'expliquer ma position, il me faudrait et ceci sans pédanterie, faire de la sémantique en différenciant les liens d'intérêts et les conflits d'intérêts. Cette différenciation est fondamentale et elle nécessite beaucoup plus qu'une apostille dans votre dernier compte-rendu.

– Le Doyen

Cher Frédéric, je suis l'initiateur et le porteur du projet de la charte : ***Indépendance et transparence***. A ce titre je suis intéressé par tes réflexions sur les liens et les conflits d'intérêts, que veux-tu dire par *beaucoup plus* ?

– Frédéric D

Cher Christian, je reviens sur le terme de *beaucoup plus* : c'est l'énonciation facultaire de *fichtrement mieux*. C'est rendre disponible et intelligible un savoir utile pour ne pas avoir à choisir entre rien et une solution réglementaire de facilité, *lol*[18]. La faculté de médecine et des sciences de la santé ne doit pas réduire les liens et les conflits d'intérêts à une ***Notule-Providence***. C'est une fuite dans la facilité, presque une complaisance, face : à une problématique si prégnante, une problématique si vraie, une problématique qui altère les comportements individuels et qui vaporise le serment d'Hippocrate. Une précision, tu trouveras dans le fascicule de la HAS de 2013 (mis à jour en mars 2017) : ***Guide des déclarations d'intérêts et de gestion des conflits***

---

[17] Les Pr. Jean J. et Jean-Michel B. ont eu un passionnant échange de mails (en fait un monologue) avec le Doyen Christian B. qui sera peut-être publié ultérieurement.

[18] LOL » (de l'anglais Laughing out loud), également écrit en minuscules lol, est un acronyme employé en tant qu'interjection, très répandu sur Internet, symbolisant le rire ou l'amusement. Il est utilisé virtuellement dans tout type de communication par internet ou SMS où le rire est approprié. Il est aussi employé non virtuellement comme expression orale. Le mot « lol » est reconnu par l'Oxford English Dictionary en 2011 et figure dans l'édition 2013 du dictionnaire Le Petit Robert.

d'intérêts[19] une intéressante approche de la notion de liens et de conflits d'intérêts.

– Le Doyen

Frédéric, je vais lire le fascicule de la HAS. C'est drôle, la commission que j'ai mise en place a oublié de me le transmettre, pourtant ils se sont réunis deux fois en un an ! Auras-tu le temps ce week-end de m'envoyer tes réflexions, car exceptionnellement le temps est nuageux. Tu sais, je connais moi aussi, le langage *d'jeuns*, je ne suis pas *encore à l'ouest, ni boloss, lol.*

- **Un dimanche, pendant le mois de mai 2017…**

– Frédéric D

Christian, félicitation pour ta connaissance du dictionnaire de la zone, t'es-tu fait aider par ta nouvelle secrétaire ? Je reviens du surf détendu et baignant dans les opioïdes endogènes, je suis fin prêt à t'expliquer pourquoi la charte que tu nous proposes n'a pas le goût des friandises chocolatées que la commission t'a promises. En premier lieu, je reprendrais les définitions de liens et de conflits d'intérêts, et en dernier lieu, je ferais appel à des notions philosophiques. Je t'envoie dès ce soir mon premier texte et le deuxième demain.

– Le Doyen

Frédéric serais-tu amoureux des *Milles et une Nuit…*

– Frédéric D

J'adore, j'ai trois traductions différentes à la maison. Si tu le désires, je peux te prêter la traduction érotique de 1899, elle est illustrée ! Envoie-moi un SMS, je resterai discret et ceci sans aucun conflit d'intérêts.

Revenons sur les définitions, si celle de lien est aisée, celle de conflit est sujette à caution ; pour l'approcher, il nous faudra faire appel à des souvenirs de philosophie.

---

[19]https://www.hassante.fr/portail/upload/docs/application/pdf/guide_dpi.pdf

Toutefois, depuis la dernière élection présidentielle, je perçois que la philosophie est en odeur de sainteté parmi les décideurs intellectuels. Mais pour notre première approche *noctivague*, essayons de définir notre sujet :

– Un lien, c'est ce qui attache, ce qui unit, dans le sens d'une union et non d'une servitude[20], on se délivre d'un lien et au besoin on coupe le nœud gordien.

– Pour Le Grand Robert de la langue française[21], un conflit est une rencontre provoquant une opposition. En médecine, je dirais une opposition entre notre devoir de médecin et des intérêts personnels. C'est cette personnalisation des intérêts, qui rend la définition des conflits complexe. Certes, le confort pécuniaire est un invariant universel, mais c'est loin d'être le seul. Lors de la dernière élection présidentielle, la notion de conflit fut variable et Philippe Poutou[22] a dit sans ambages qu'elle peut s'appliquer à une profession et pas à une autre. Elle peut entrer dans le cadre d'une loi, ou même être ignorée, elle peut être translucide pour celui qui la pratique et opaque pour celui qui la scrute. Pour faire simple, le conflit flotte dans un *Cloud* erratique, qui n'est pas toujours visible.

– Le Doyen

Frédéric, si je comprends bien, on ne peut pas définir une universalité du conflit et le définir n'aurait qu'un sens personnel.

– Frédéric D

Christian, en quelque sorte, as-tu fait du surf cet après-midi, ou utilises-tu une substance à effet psychotrope ? Je

---

[20] Le Grand Littré. Dictionnaire de la langue française. Ed. *Encyclopaedia Britanica*. Versailles, 1999. p. 3523 : Lien : (lat 1120). Vient de ligament de *ligare* (lier) ce qui sert à lier (terme de chirurgie). Tout ce qui attache et qui unit

[21] Le Grand Robert de la langue française. Ed. Dictionnaire Le Robert. Paris, 2001, p. 433

[22] Candidat à l'élection présidentielle française, du Nouveau Parti anticapitaliste (NPA)

plaisante…, mais rien ne vaut un brin d'autodérision avant d'entrer dans la philosophie, car éclaircir la notion de conflit nécessite de prendre de la hauteur. Je te propose pour appréhender les notions d'intérêts et de conflits de libérer notre esprit en enjambant nos serments, les lois et les décrets. Mais, pour paraphraser *Schahrazade*, j'entends les douze coups et pour ne pas fatiguer le Doyen de l'UBP, je reprendrai demain soir mes pérégrinations philosophiques[23].

– Le Doyen

Frédéric, ne t'inquiète pas pour moi, j'ai encore du pain sur la planche. La semaine prochaine, la commission facultaire des nominations universitaires doit proposer son classement. Cette année, nous avons des candidats d'envergure internationale : trois généticiens, un épidémiologiste et un statisticien, mais toujours pas d'aspirant chirurgien en adéquation. Frédéric, il est temps que vous vous mettiez à travailler réellement, arrêtez vos incessantes railleries et pérégrinations ; on m'a dit que tu as publié un texte sur les nominations en chirurgie[24] pourrais-tu me l'envoyer ?

– Frédéric D

Cher Christian, avec un grand plaisir, mais je ne suis pas sûr qu'il te plaise[25]. Mais revenons sur l'universalité du conflit, dans son dictionnaire critique de la philosophie A. Lalande[26] écrit : « *Il y a, en particulier, conflit de devoirs,*

---

[23] « *A ce moment de la narration, Schahrazade vit apparaître le matin, et, discrète, arrêta son récit pour ne point fatiguer le sultan Schahriar, roi des îles de l'Inde et de la Chine.* » Le livre des mille nuits et une nuit. Mardrus Joseph-Charles. Fasquelle éd., Paris, 1899, p. 185

[24] Manifeste de chirurgiens en révolte. Nicolas Andry. Ed. Sauramps Médical. Montpellier, 2017

[25] Manifeste de chirurgiens en révolte. Nicolas Andry. Ed. Sauramps Médical. Montpellier, 2017

[26] A. Lalande Vocabulaire technique et critique de la philosophie. PUF. Paris, 1996, p. 178

quand, dans la morale appliquée, un même acte paraît à la fois légitime et illégitime suivant la règle à laquelle on le rapporte... ». Pour Lalande, ce qui caractérise le conflit c'est une règle variable d'un espace-temps à l'autre. Prenons un exemple en dehors du monde médical, le changement climatique et les accords de Paris. Les Américains sur un sujet aussi grave que l'accord universel sur le climat ont quitté le cadre des accords de Paris. A priori, les liens et les supposés conflits d'intérêts n'ont pas changé en quelques mois, ce qui a mué c'est la variabilité de la règle dans un nouvel espace politique. Vérité d'hier, fausseté d'aujourd'hui, tout n'est qu'interprétation face à la règle. *Cette fois-ci : je vois s'approcher le matin et je me tais discrètement.*[27]

➢ **Une longue conversation, lors d'un exceptionnel lundi férié, pendant le mois mai 2017…**

– Le Doyen

Cher Frédéric, que vient faire le climat dans tout cela ! J'ai du mal à te suivre, je quitte les *Impacts Factors* (IF) que j'affectionne particulièrement, pour les flâneries d'un chirurgien en mal de philosophie…

– Frédéric D

Cher Christian, quittons, mais quittons donc les IF et nos certitudes, c'est tout le bien que te souhaite le *philocrate*[28] ! Je vais essayer d'être plus explicite : pour Pascal « *la vraie morale se moque de la morale* »[29], c'est « *un sentiment vif*

---

[27] Le livre des mille nuits et une nuit. Mardrus Joseph-Charles. Ed. Fasquelle. Paris, 1899, p. 91

[28] Terme personnel désignant un apprenti penseur, tout imbu de philosophie (moi-même), construit à partir de Philosophie et de Socrate = *Philocrate*.

[29] Pascal cité par Lalande : Vocabulaire technique et critique de la philosophie. PUF. Paris, 1996, Lalande p. 655

et juste, l'évidence intérieure du bien et du mal... »[30] et dans la notule de la faculté, vous péchez par angélisme : en confondant liens et conflits et en subodorant une dimension morale à une règle de fonctionnement. Nonobstant, la vraie morale ne se choisit pas, elle ne se décline pas, elle s'impose et elle nous oblige. Alors, que vient faire le climat dans tout cela, c'est l'exemple extrême des liens d'intérêts, on favorise d'éventuels emplois américains au détriment de la survie potentielle de l'humanité ! Qui peut imaginer des liens d'intérêts aussi graves ? Qui peut envisager de préférer des règles à la morale universelle ? Qui peut croire que l'on fasse un choix aussi amoral ? Christian, en annihilant la dimension moraliste au profit de règles on introduit un loup dans la bergerie : le conflit d'intérêts.

– Le Doyen

Cher Frédéric, alors notre serment, nos règles et nos décrets n'ont rien à voir avec la morale, pire, ils pourraient avoir un effet contraire ? Mais comment définir le bien et le mal, si l'on abandonne les serments et les décrets, et si la variabilité individuelle des conflits empêche tout syncrétisme avec la morale ?

– Frédéric D

Christian, loin de moi, l'idée au nom d'une morale ubiquiste d'abroger serment, loi et décrets. Irène m'assassinerait, car ils sont les aiguillons des comportements humains. Ils cadrent, ils obligent, ils s'érigent en parangon de la vertu. Toutefois, il ne suffit pas de cadrer et de réprimer pour lutter contre l'avidité et la fripouillerie, il faut aussi éduquer et l'éducation Christian c'est le vide abyssal de ta proposition ! Il nous faut définir un civisme médical se situant entre vertu personnelle et obligation juridique. Le civisme médical que certains ont restreint au serment d'Hippocrate voire à une morale

---

[30] A. Lalande Vocabulaire technique et critique de la philosophie. PUF. Paris, 1996

universelle, ou même à une éthique de la moins mauvaise des solutions[31], c'est l'inconnue facultaire.

– Le Doyen

Cher Frédéric, que tes propos sont graves, que ta parole est belle et que la critique est facile, mais tu pousses un peu loin le bouchon. Dois-je te rappeler, que j'entérine tous tes déplacements en congrès et en formation. J'ai repris l'ensemble de tes voyages professionnels entre 2015 et 2016 : pas mal, tu as presque fait le tour du monde. Je ne pense pas que ton salaire d'hospitalo-universitaire y suffise. Puis-je te poser une seule question Monsieur le philosophe-éthicien, qui a financé ces déplacements ?

– Frédéric D

Oups ! Je sens l'attaque frontale. Cependant, tu exagères, car trois de mes déplacements étaient des missions humanitaires. Néanmoins, je le concède, j'ai beaucoup de liens d'intérêts avec l'industrie pharmaceutique. D'ailleurs, l'ensemble de mes liens d'intérêts sont en ligne sur la base de données publique **Transparence-Santé**[32]. Que j'eusse aimé que cette transparence s'applique à tous les acteurs de la démocratie et pas qu'au seul médecin. Par contre, je te signale que je n'ai pas de conflits d'intérêts et que déclarer des conflits potentiels c'est reconnaître une faute, qui n'a pas lieu d'être. Imagines-tu, un seul instant, que j'écrive sur une diapositive : « *Je remercie le laboratoire BB, qui m'a offert*

---

[31] L'enseignement moral et civique (EMC) a été créé par la loi du 8 juillet 2013 d'orientation et de programmation pour la refondation de l'École de la République. Ce nouvel enseignement est mis en œuvre de l'école au lycée à partir de la rentrée 2015. Il se substitue aux programmes d'éducation civique existants à chacun des niveaux de l'école élémentaire, du collège et du lycée.
http://cache.media.eduscol.education.fr/file/EMC/02/5/Ress_emc_glossaire_464025.pdf

[32] https://www.transparence.sante.gouv.fr/flow/main?execution=e3s1https://www.transparence.sante.gouv.fr/flow/main?execution=e3s1

l'inscription au congrès de l'American Academy Association, en échange je me suis engagé à prescrire leur produit » ? Ce n'est pas sérieux, ni même envisageable et aucune profession ne subit une telle apagogie[33].. Les cours à la faculté ne sont pas un lieu de confesse et le serment d'Hippocrate m'oblige.

– Le Doyen

Cher Frédéric, je comprends enfin la différence entre conflit et lien, en conséquence je m'engage à redéfinir les contours de ma charte apagogique. Tu vois moi aussi, j'ai fait du grec…, dans ces conditions on ne vous demandera de ne citer que les liens d'intérêts qui sont sur le site **Transparence-Santé**.

– Frédéric D

Cher Christian, si le conflit c'est illégal, les liens sur le site **Transparence-Santé** c'est une bêtise à nulle autre pareille. Je me demande encore pourquoi, le législateur nous impose de déclarer sur un site national l'équivalent d'un double expresso parisien. Qui a rédigé cette loi inique ? Qui a douté de notre probité pour dix euros voire plus ? Ce texte c'est *de la poudre de perlimpinpin*[34], il a été voté par ceux dont la probité a fondu récemment comme neige au soleil. Mais revenons sur les liens d'intérêts, j'aimerais te convaincre qu'ils sont partout. Prenons l'exemple de nos institutions hospitalières. Sais-tu que le laboratoire pharmaceutique *IFONAS* nous vend 70 centimes d'euros son traitement anticoagulant, alors que le même médicament est vendu un peu moins de sept euros en ville, soit cent fois plus cher. L'entreprise *IFONAS* est-elle une organisation philanthropique souterraine ? Ses

---

[33] Dans la logique scolastique et traditionnelle, raisonnement par lequel on démontre la vérité d'une proposition en prouvant l'absurdité de la proposition contraire.

[34] Nouvelle expression politique qui vient d'être reprise en chanson par Khaled Freak : https://www.youtube.com/watch?v=5Bvn5Wg4mr0

règles éthiques lui imposeraient-elles d'offrir aux malades français un traitement, qu'elle revend par ailleurs en Suisse à plus de neuf euros ! Ni peu ni prou, bien que je ne doute pas de l'éthique managériale de cette multinationale, qui par ailleurs finance des structures d'assistances dans les pays pauvres. Alors, pourquoi un prix si bas, pour un produit qui au cours des dernières années a vu naître outre-Atlantique une dizaine de génériques ? Notons au passage que le prix d'achat de notre hôpital reste cinquante fois moins cher qu'un générique indien équivalent. La réponse est simple, il s'agit d'une stratégie de lobbying mise en œuvre par l'industriel *IFONAS* ; nul n'évoque ici un conflit d'intérêt, mais le deal empeste le lien d'intérêt. Un lien sournois, un lien particulièrement efficace sur les prescripteurs, car il est insidieux, il avance masqué derrière un pseudo marché public…

– Le Doyen

Tu as raison, quand je pense que le laboratoire *IFONAS* nous a donné gratuitement le *Mouliprane* pendant de nombreuses années, dire que je pensais que c'était un don altruiste ! Remarque que maintenant, ils le vendent 0,007 centime d'euros alors, Frédéric, que faut-il faire ?

– Frédéric D

Christian, il nous faut agir et abandonner *nos pudeurs de gazelles*[35] pour nous attaquer aux vrais problèmes. Dans notre conversation, j'en ai relevé deux : l'enseignement et les obligations éthico-morales de nos partenaires industriels.

Être vertueux, c'est difficile et pour y arriver il faut être éduqué et travailler nous dit Aristote : « *Voilà aussi pourquoi c'est un travail d'être vertueux, car, en chaque*

[35] Nouvelle expression politique : http://www.liberation.fr/elections-presidentielle-legislatives-2017/2017/05/07/pudeurs-de-gazelle-poudre-de-perlimpinpin-retour-sur-les-expressions-de-la-campagne_1567855

chose, c'est un travail de prendre le milieu : ainsi, prendre le milieu du cercle n'est pas à la portée de tout le monde, mais exige le savoir. »[36] « *Si la démarche est intellectuelle, c'est en grosse partie à l'enseignement qu'elle doit de naître et de croître. C'est précisément pourquoi elle a besoin d'expérience et de temps. Mais si elle est morale, elle est le fruit de l'habitude. C'est même de là qu'elle tient son nom...* ».[37] Mais, on s'approche de minuit, Christian prend le temps de lire ces citations, à demain.

➢ **La suite de la conversation, lors d'un jour travaillé pendant le mois mai 2017**

– Le Doyen

Cher Frédéric, bravo pour Aristote, mais est-ce pour te donner un vernis philosophique ? Je ne voudrais pas paraître *un gros lourd de la drague*, mais ma charte a toute sa place dans ton explication de texte, car elle vise à prôner la morale et l'éthique médicale.

– Frédéric D

Cher Christian ! Je vois que malgré tout, la charte revient comme un leitmotiv dans ton argumentaire, elle semble donc très importante pour enseigner à *Breizh-Karaez-Plougêr*. Néanmoins, je le répète, la problématique d'une charte centrée sur les conflits c'est qu'elle induit l'idée d'une faute qu'il n'a pas lieu d'admettre. Que pensez d'une charte light, nous demandant de ne déclarer que nos liens d'intérêts ? Pourquoi pas, mais à nulle profession on ne demande de déclarer d'éventuels liens avant chaque prise de parole publique. Je ne conteste pas le bien-fondé d'une telle déclaration dans certaines situations, et oublier de déclarer plus de 170 000 euros devant une commission

---

[36] Aristote. Ethique à Nicomaque. Ed. Flammarion, Paris 2004, p.71.
[37] Aristote. Ethique à Nicomaque. Ed. Flammarion, Paris 2004, p. 45.

d'enquête sénatoriale cela n'a rien à voir avec notre débat[38]. Christian met, toute l'énergie libérée par ta charte abandonnée dans l'enseignement de l'éthique médicale et la réflexion philosophie. Quittons, mais quittons donc les organes exclusifs, remettons l'homme-médecin au centre de notre profession, car il a disparu, vampirisé par les malades et la maladie. L'enseignement de la vertu, doit être une priorité, c'est une urgence pour notre faculté, n'attendons pas d'éventuelles recommandations nationales, traçons notre chemin. Soyons des hommes éveillés, nous dit Héraclite —excuse-moi si j'en remets une couche avec les Grecs anciens : « *Héraclite déclare : pour les éveillés il y a un monde un et commun. Mais parmi ceux qui dorment, chacun s'en détourne vers le sien propre.* »[39]

– Le Doyen

Frédéric, j'adhère à ton argumentaire, et je concède que notre capital vertu s'effeuille en vieillissant, mais tu ne me dis rien sur les laboratoires qui sont la pierre angulaire de la tentation.

– Frédéric D

Christian, nous abordons là une réflexion dangereuse et promets-moi, de ne jamais me mettre en avant, car les laboratoires ont la rancune prompte et tenace et sûrement la dent dure. En fait, je n'aurais qu'une seule recommandation, l'arrêt de tous les liens d'intérêts.

– Le Doyen

Cher Frédéric, quelle réponse intelligente et laconique ! J'eusse espéré mieux du *philocrate*.

– Frédéric D

---

[38] http://www.lemonde.fr/planete/article/2017/06/12/le-pneumologue-michel-aubier-a-ete-remunere-plus-de-150-000-euros-par-an-par-total-en-2013-et-2014_5143305_3244.html

[39] Plutarque. *De la Superstition.* 3, 166c. *In* J.-P. Dumont. *Les présocratiques.* Collection Bibliothèque de la Pléiade. Ed. Gallimard 1988

Christian je ne suis qu'un homme et en outre médecin et j'ai de nombreux liens d'intérêts : voyages, formations et même un complément de cumul d'activité, qui toutefois ne dépasse pas 1% de la somme versée par l'entreprise Tatol[25]. Certes, c'est négligeable, mais c'est très agréable… Il me faut donc du courage pour scier la branche sur laquelle je suis assis. A dire vrai la philosophie et le moralisme m'ouvrent l'esprit, mais ce ne sont que des armes contre l'insatiabilité. Mais tu as raison, je fais mon homme politique qui risque de ne plus être crédible ; je me lance, ci-joint la liste de mes envies :

Et voici, à chaud, mes principales recommandations :

– Stop, aux faux dons de médicamenteux aux institutions publiques et privées.

– Stop, aux dumpings sur les marchés publics.

– Stop aux liens d'intérêts induits par la culture « *publish or perish* »[40]. Les universitaires obnubilés par leurs publications et leurs carrières se créent des liens d'intérêts financièrement invisibles. Sous prétexte d'impacts facteurs et de points SIGAPS, ils publient essentiellement les études positives des laboratoires et comme les autruches ils escamotent la réalité. L'affaire Médiator n'est que la partie émergée de l'iceberg, la suite arrive et rien ne pourra l'arrêter : statines, antalgiques… Christian, quand même c'est incroyable que les nominations de nos futurs collègues dépendent du nombre des publications positives évaluant les produits pharmaceutiques de multinationales richissimes…

– Stop, aux voyages sans but avouable.

---

[40] Le Premier ministre veut mettre fin à la culture scientifique : « *publier ou périr* ». Dans ce paradigme dit-il les universitaires utilisent l'argent public pour exister (se faire nommer) au lieu de l'investir dans la recherche participative avec les partenaires industriels. http://www.theage.com.au/federal-politics/political-news/academic-publications-to-become-less-important-when-funding-university-research-20151112-gkxkgl.html#ixzz4AhuLaRdD

– Stop, aux rémunérations de complaisance.

– Stop, à une formation continue payée par l'industrie privée.

Mais, il n'est pas question d'appauvrir les médecins et la recherche française :

– Oui, aux contrats personnalisés (transparents et rémunérés) de recherche et d'enseignement.

– Oui, aux financements des institutions sanitaires pour une recherche clinique participative , comme le prône le Premier ministre australien Malcolm Turnbull[27], qui encourage les universitaires à travailler avec les entreprises au profit de la collectivité.

– Oui, à une aide personnalisée pour la mobilité des professionnels de santé avec des contrats facilités, clairs et bipartites (institutionnels et personnels)

– Oui au financement de la vertu médicale par les corrupteurs potentiels, instituons un fonds de moralisation reversé à chaque université

– Oui à la judiciarisation des corrupteurs, dans l'exemple des 170 000 euros, l'entreprise *Tatol* est pénalement responsable, car elle induit, elle incite, elle finance et elle se cache, ne nous trompons de fautif…

– Oui, à une formation éthique continue, pour les médecins, mais aussi pour les partenaires industriels, car la vertu s'effeuille à l'automne de notre formation…

Voilà, Christian le fruit rapide de mes réflexions...

Intégrité scientifique en chirurgie : entre droit, déontologie et éthique

Henry Coudane, Olivier Jardé, Rémi Kohler, Jane Laure Danan

La fraude scientifique a toujours existé et l'exemple récent le plus célèbre est probablement celui de l'affaire Wakefield en 1998 [1,2] : l'auteur chirurgien et chercheur, ainsi que 11 co-auteurs publient dans The Lancet un article démontrant la relation entre vaccination ROR et autisme. Les conséquences sont désastreuses sur le plan de la santé publique entraînant une chute des vaccinations contre la rougeole en Grande Bretagne et l'apparition de nouveaux cas parfois mortels de rougeole. Ultérieurement il fut prouvé que cet article avait été financé par un cabinet d'avocats soutenant un lobbying antivaccin ; l'article fut rétracté et Wakefield suspendu de tout exercice médical au Royaume Uni.

L'intégrité scientifique fait partie de la crédibilité de la science et est probablement un antidote aux manipulations médiatiques et aux « fake news ».

1. Quelques définitions :

1.1. L'intégrité scientifique (IS) correspond à la démarche qui vise à encadrer les relations et les règles qui sont celles des bonnes pratiques en matière de recherche : [3,4,5]

« L'intégrité scientifique (...) se comprend comme l'ensemble des règles et des valeurs qui doivent régir l'activité de recherche, pour en garantir le caractère honnête et scientifiquement rigoureux » (Circulaire du MESR n°

2017-040 du 15-3-2017). L'IS répond à des normes qui encadrent les pratiques et comportements des chercheurs.

1.2. L'éthique de la recherche repose sur les 3 principes fondamentaux suivants :

Le respect de la personne, la bienfaisance et la justice. Ces principes sont considérés comme universels et ils doivent guider la réflexion et le comportement de tous les acteurs qui participent à la planification, à la conduite et à la promotion de la recherche sur des êtres humains [6,7].

1.3. La déontologie

La fonction de déontologue fait suite à la loi du 20 avril 2016, relative à la déontologie et aux droits et obligations des fonctionnaires, et à son décret d'application en avril 2017. Le référent déontologue est chargé, par la loi, de répondre aux demandes d'avis des chercheurs et de leur apporter des conseils sur la déontologie, notamment sur l'intégrité, la probité, la neutralité, la laïcité, le secret professionnel, l'indépendance de chercheurs, l'obéissance hiérarchique, le cumul des fonctions ou encore le conflit d'intérêt. C'est ainsi que des « déontologues » ont été créés dans les grands organismes de recherche en France et en particulier au CNRS [8].

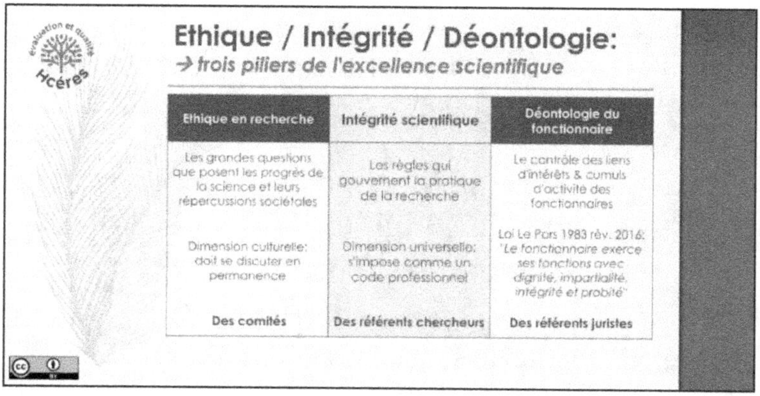

Figure 1. Les piliers de l'intégrité scientifique Source : O. Le Gall, OFIS [9].

https://www.anrt.asso.fr/sites/default/files/anrt_petit_dejeuner_ofis_integrite_scientifique_18.01.2022_final.pdf

2. Évolution réglementaire de la notion d'IS :

2.1. Depuis environ une trentaine d'années, de nombreux textes réglementaires concernant l'IS ont été publiés

La notion même d'IS a été « inventée » aux États Unis sous le terme de « research integrity » dont les principes ont été repris sur le plan européen par l'European code of conduct for research integrity. Les quatre principes du « Code de conduite européen pour l'intégrité en recherche » [10] sont **la fiabilité** (garantir la qualité de la recherche dans la conception la méthodologie et l'utilisation des ressources), **l'honnêteté** (pour faire connaître la recherche d'une manière transparente et objective), **le respect** dans le cadre des relations avec les collègues mais aussi avec les participants à la recherche et des écosystèmes , l'environnement) et enfin **la responsabilité** (au stade de l'organisation des activités de recherche, de l'idée de la publication, et de façon plus générale de l'apprentissage à tous les niveaux de l'IS).

2.2. En France, la fonction publique est régie par la loi du 13 juillet 1983 portant droits et obligations des fonctionnaires

On retrouve dans ce texte législatif les notions de probité, d'intégrité ainsi que les notions d'indépendance et de rapport à la hiérarchie ; « le fonctionnaire exerce ses fonctions avec intégrité, impartialité, probité et dignité. Dans l'exercice de ses fonctions il est tenu à l'obligation de neutralité ».

La publication de la charte française de déontologie des métiers de la recherche en 2015 reprend les notions d'IS et de déontologie [11,12]. Cette notion est réaffirmée dans l'arrêté du 25 mai 2016 fixant le cadre national de la formation et les modalités conduisant à la délivrance du diplôme national de doctorat qui prévoit explicitement que les écoles doctorales « veillent à ce que chaque doctorant reçoive une formation à l'éthique de la recherche »

2.3. En 2016, Pierre Corvol [13] fut chargé (avec la collaboration de Rémy Gicquel) de la mise en œuvre de la charte nationale d'intégrité scientifique (2016)

Ces notions ont été reprises dans la Loi du 24 décembre 2020 organisant la programmation de la recherche pour les années 2021 à 2030. Cette loi fut complétée par le décret n° 2021-1572 du 3 décembre 2021 relatif au respect des exigences de l'intégrité scientifique par les établissements publics contribuant au service public de la recherche et les fondations reconnues d'utilité publique ayant pour activité principale la recherche publique. L'article 1 de ce décret stipule : « L'intégrité scientifique mentionnée à l'article L. 211-2 du code de la recherche se définit comme l'ensemble des règles et valeurs qui doivent régir les activités de recherche pour en garantir le caractère honnête et scientifiquement rigoureux ».

3. Exemples de « déviances » vis-à-vis de l'IS [14,15]

Le plagiat constitue un délit au regard du Code de la Propriété Intellectuelle (art L 122-4) : le plagiat est strictement interdit et punissable pour inciter à des comportements intègres. La contrefaçon se définit comme la reproduction, l'imitation ou l'utilisation totale ou partielle d'un droit de propriété intellectuelle sans l'autorisation de son propriétaire. Il peut s'agir d'une marque, d'un modèle, d'un brevet, d'un droit d'auteur, d'un logiciel, d'un circuit intégré ou d'une obtention végétale. Ces infractions sont considérées par notre code pénal comme des délits et relèvent des tribunaux correctionnels.

Les autres déviances vis-à-vis de l'IS (auto-plagiat, utilisations de données inventées ou truquées …) ne relèvent pas actuellement en France du code pénal ; toutefois la plupart des organismes de recherche (CNRS, INSERM, INRA etc.) et des universités (EA, Jeunes équipes etc.) se sont dotés d'un conseil de discipline où ces déviances peuvent aller jusqu'à la radiation du chercheur incriminé.

En conclusion : si les fraudes scientifiques sont anciennes, il faut reconnaître qu'elles sont de loin plus fréquentes dans les disciplines médicales et des sciences du vivant [16] que dans les autres disciplines (mathématiques, géosciences etc.). La publication d'un article dans des revues considérées comme prestigieuses dans nos disciplines chirurgicales n'est pas toujours un blanc-seing de l'intégrité scientifique des auteurs. L'application de l'IS en matière de publication passe par le respect d'une charte éthique éditoriale [17] qui devrait être signée par les auteurs avant publication.

Références bibliographiques

1. Col A. : Andrew Wakefield, celui qui a fait croire au monde qu'il existait un lien entre vaccin et autisme : https://www.pourquoidocteur.fr/Articles/Question-d-actu/29095-Rougeole-Andrew-Wakefield-croire-monde-qu-il-existait-lien-vaccin-autisme
2. Maisonneuve H., Floret D. : Affaire Wakefield : 12 ans d'errance car aucun lien entre autisme et vaccination ROR n'a été montré - 07/09/12 Doi : 10.1016/j.lpm.2012.03.022
3. Corvol P. Léveillé L L'intégrité scientifique : de la « fausse science » d'hier aux « PQR et FFP » d'aujourd'hui, comment garantir une recherche robuste et libre ? Publié le 12/ 01/ 2022 Mis à jour le 24/01/2022 Retranscription de l'entretien réalisé le 24 février 2021. https://archibibscdf.hypotheses.org/10078
4. Le Gall. O. L'intégrité scientifique est une culture à construire. La Recherche, Sciences et avenir, 2019, Juillet-Août 2019 (549-550), pp.96-99. ⟨hal-02317156⟩
5. Corvol P. Maisonneuve H. ; L'intégrité scientifique (dossier) La revue du Praticien T 66, 2016,17028-33
6. Calderisi C. L'intégrité scientifique : une garantie épistémologique et déontologique à construire ensemble. https://www.qsf.fr/2018/10/12/lintegrite - scientifique une garantie-epistemologique-et-deontologique-a-construire-ensemble

7. Le comité d'éthique du CNRS www.cnrs.fr/comets Mars 2017

8. Nomination d'un référent déontologue au CNRS https://www.cnrs.fr/fr/cnrsinfo/nomination-referent-deontologue

9. Le Gall. O : Office français de l'intégrité scientifique (OFIS): renforcer la confiance entre science et société. Journal Polethis, 2019, 1, pp.26-27. ⟨hal-02626114⟩

10. New Report Explores the Ethics of Digital eXtended Reality, Neurotechnologies, and Climate Engineering https://allea.org/new-report explores the ethics of digital extended reality neurotechnologies-and-climate-engineering

11. Maisonneuve H. Peut-on croire les publications ? Biais et embellissements polluent la science. Science et pseudoscience 2016,318 :27-34

12. Wager E, Kleinert S.: Institutions and journals on research integrity cases: guidance from the Committee on Publication Ethics (COPE). March 2012. www.publicationethics.org Version 1 Published March 2012

13. Corvol P. : Bilan et propositions de mise en œuvre de la charte nationale d'intégrité scientifique : Remise du rapport à Thierry Mandon, secrétaire d'Etat chargé de l'Enseignement supérieur et de la Recherche https://cache.media.enseignementsuprecherche.gouv.fr/file/Actus/84/2/Rapport_Corvol_29-06-2016_601842.pdf Mercredi 29 juin 2016

14. Coutellec L. : Penser l'indissociabilité de l'éthique de la recherche, de l'intégrité scientifique et de la responsabilité sociale des sciences : clarification conceptuelle, propositions épistémologiques. Revue d'anthropologie des connaissances 2019/2 Vol13, N° 2 p. 381 -398

15. Moret-Bailly J. : Un chercheur ou une chercheuse n'échappe pas au droit commun pour n'obéir qu'à ses propres règles http://www.dr8.cnrs.fr/CNRS

16. Fang FC, Steen RG, Casadevall A. "Misconduct accounts for the majority of retracted scientific publications", Proc. Natl. Acad. Sci. USA, 2012, doi=10.1073/pnas.1212247109) studies fraudulent behaviour in scientific publications and which lead to articles being retracted.

17. Coudane H., Kohler R., Danan JL, Maisonneuve H., Beaufils P. The place of ethics in medical publications: The example of the Orthopedics & Traumatology Surgery & Research journal, with the establishment of an ethics committee Orthop Traumatol Surg Res Orthop Traumatol Surg Res. 2022;108:103249. doi: 10.1016/j.otsr.2022.103249.

Épilogue et conclusions

Henry COUDANE, Olivier JARDE, Albert-Claude BENHAMOU,
Hubert JOHANET, Jane-Laure DANAN

Tout a bien changé en matière d'éthique chirurgicale depuis les années cinquante....

- L'évolution de la protection sociale fait qu'en 2024 on n'est plus obligé de vendre cinq hectares de vignes pour payer un chirurgien comme en 1950 ! Et on n'est plus obligé d'avancer de l'argent pour utiliser de nouvelles thérapeutiques (les lois bioéthiques ont été votées en 1988 et 1994).
- L'information, depuis la loi du 4 mars 2002, a entrainé une meilleure connaissance de la relation malade-chirurgien et un respect de la dignité du patient, même si des déviances sont toujours présentes comme en témoignent les affaires médico-légales qui mettent en exergue l'utilisation du consentement écrit « arraché au patient » en dehors de tout dialogue.

Le but de ce recueil n'était pas de se poser des questions de sémantique philosophique sur le concept de la définition de l'éthique (encore que tout chirurgien devrait être capable de se les poser et peut être même de les résoudre !) mais de poser les principes du questionnement et des démarches éthiques dans notre exercice professionnel quotidien et ce quel qu'en soit le mode (public, privé, mixte) ou le rattachement à une institution (fonction publi que hospitalière, ministère de l'enseignement supérieur et de la recherche, institution de droit privé).

A titre d'exemple il est toujours classique de dire que les hospitalo-universitaires n'ont pas les mêmes contraintes ou la même pression médico-légale en matière de responsabilité, ou en matière d'impact factor ou d'index de Hirsch ou de points SIGAPS, que les collègues exerçant dans le secteur libéral.
Cette analyse superfétatoire concerne des éléments réduits à une équation binaire qui ne favorise pas le questionnement éthique au sein de notre profession.
Le plus petit dénominateur commun reste le patient, être unique, qui n'est pas qu'un *« ayant droit »*au sens de la loi…
Si nous gardons un esprit de géométrie, il est probable que nous validerons les solutions mécanicistes ou les équations informatiques : elles représenteront pour certains d'entre nous la solution irréfragable au questionnement éthique.

En effet nous connaissons tous le système Euclidien : *dans un plan, par un point distinct d'une droite, il existe une et une seule droite parallèle à cette droite.*

À partir de ce postulat nous pouvons construire tout un système a priori cohérent sur le plan de la géométrie, des mathématiques, de l'informatique, etc.

Peu d'entre nous savent que dès le XIXe siècle, ce système a été remis en question en particulier par Lobatchevski (*il existe une infinité de parallèles passant par un même point)* et Riemann *(par un point aucune parallèle n'existe).*

Ces géométries non euclidiennes qui nous paraissent incompréhensibles sont toutefois parfaitement cohérentes : il en est de même des questionnements éthiques. Lorsqu'on énonce « *la vie est sacrée* » le système de raisonnement renvoie à de multiples paramètres (religieux, sociétaux, réglementaires etc.).

La démarche éthique vise à se poser la question du caractère sacré et universel de la vie et de la dignité de la personne humaine à travers des systèmes de raisonnement différents (morale objectiviste ou morale relativiste).

Tous ces aspects peuvent être (en première analyse) fort éloignés du poids des contingences professionnelles que nous connaissons tous dans notre exercice quotidien de la chirurgie et dont la déclinaison serait celle d'un inventaire à la Prévert : URSSAF, HAS, CPAM, tribunaux, avocat, IBODE, anesthésistes, CARMF, radiologues, CRIOA, CR CI, déontologie, doyen, directeur général, services, pôles, impôts, taxes, facultés, universités, administrations, DMI, marquage CE, T2A etc.

Cette myriade impacte le questionnement éthique et ne rend pas très facile la réflexion éthique qui doit précéder tout acte chirurgical !

« Chirurgiennes et chirurgiens ne craignez pas l'éthique ! Elle se vit au quotidien ; si vous avez lu l'intégralité de cet ouvrage… vous avez déjà réalisé une réflexion éthique et êtes entrés dans une démarche éthique… ! »

Conclusion

L'avenir de l'éthique en chirurgie :

La révolution des nouvelles méthodes dont l'IA (intelligence artificielle) remettra-t-elle en question les fondamentaux de notre pratique éthique ?

Nombreux sont déjà les patients qui veulent se faire opérer par un robot...L'IA va certainement bouleverser dans les dix prochaines années nos pratiques chirurgicales.

L'Académie Nationale de Chirurgie et des pratiques innovantes a d'ores et déjà engagé une réflexion sur ce sujet : Fini le compagnonnage ? Finie l'Anatomie du Rouvière, Fini le colloque singulier ? Finie l'autonomie de la personne ? Finie la bienfaisance qui facilite la balance risque/bénéfices ? Finie la justice et la non-malfaisance ?

L'IA ouvre de nouvelles perspectives : c'est à nous de les étudier, de les comprendre et de les analyser pour savoir si elle respectera les 4 piliers de l'éthique chirurgicale : la bienfaisance, la non-malfaisance, la justice et l'autonomie du patient.

Table des matières

Structures éditoriales du groupe L'Harmattan

L'Harmattan Italie
Via degli Artisti, 15
10124 Torino
harmattan.italia@gmail.com

L'Harmattan Hongrie
Kossuth l. u. 14-16.
1053 Budapest
harmattan@harmattan.hu

L'Harmattan Sénégal
10 VDN SICAP AMITIE 3
BP 45034 Dakar-Fann
direction@senharmattan.com

L'Harmattan Cameroun
Tsinga/Derrière polyclinique FECAFOOT
BP 11486 Yaoundé
Jacques.koukam@harmattan.fr

L'Harmattan Burkina Faso
Villa 281, secteur 23 623, rue 14.32
Ouagadougou
zagbie@outlook.fr

L'Harmattan Guinée
Almamya, rue KA 028 OKB Agency
BP 3470 Conakry
harmattanguinee@yahoo.fr

L'Harmattan RDC
185, avenue Nyangwe
Commune de Lingwala – Kinshasa
matangilamusadila@yahoo.fr

L'Harmattan Congo
219, avenue Nelson Mandela
BP 2874 Brazzaville
deunovmikhael@gmail.com

L'Harmattan Mali
Immeuble Mgr Jean Marie Cissé
Aci Hamadallaye
BP 145 Bamako
syllaka@yahoo.fr

L'Harmattan Togo
Djidjole – Maison Amela
face EPP BATOME
02 BP 20680 Lomé
didieramela11@gmail.com

L'Harmattan Côte d'Ivoire
Résidence Karl – Cité des Arts
Abidjan-Cocody
03 BP 1588 Abidjan
harmattan.ivoire@gmail.com

L'Harmattan Bénin
Rue 604, (Immeuble à l'entrée
de la rue UCAO- Cite de Saint-Jean)
Cotonou
stepcorpus@gmail.com

Nos librairies en France

Librairie internationale
16, rue des Écoles
75005 Paris
librairie.internationale@harmattan.fr
01 40 46 79 11
www.librairieharmattan.com

Librairie des savoirs
21, rue des Écoles
75005 Paris
librairie.sh@harmattan.fr
01 46 34 13 71
www.librairieharmattansh.com